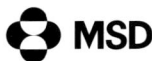

# Präventions-konzepte beim Prostatakarzinom

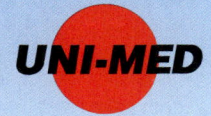

**UNI-MED Verlag AG**
**Bremen - London - Boston**

Heidenreich, Axel:
Präventionskonzepte beim Prostatakarzinom/Axel Heidenreich und Johannes Wolff.-
1. Auflage - Bremen: UNI-MED, 2006
(UNI-MED SCIENCE)
ISBN 3-89599-973-3
ISBN 978-3-89599-973-4

© 2006      by UNI-MED Verlag AG, D-28323 Bremen,
            International Medical Publishers (London, Boston)
            Internet: www.uni-med.de, e-mail: info@uni-med.de

Printed in Europe

# UNI-MED. Die beste Medizin.

In der Reihe UNI-MED SCIENCE werden aktuelle Forschungsergebnisse zur Diagnostik und Therapie wichtiger Erkrankungen "state of the art" dargestellt. Die Publikationen zeichnen sich durch höchste wissenschaftliche Kompetenz und anspruchsvolle Präsentation aus. Die Autoren sind Meinungsbildner auf ihren Fachgebieten.

# Vorwort und Danksagung

Das Prostatakarzinom repräsentiert mit ca. 40.600 jährlichen Neudiagnosen einer Inzidenz von 101,4 Fällen/100.000 Einwohnern die häufigste bösartige Tumorerkrankung des Mannes. Grundsätzlich erscheint das Prostatakarzinom aus verschiedenen Überlegungen heraus für den Einsatz präventiver Maßnahmen geeignet: (1) es besteht eine hohe Inzidenz der Erkrankung, (2) es liegt ein langes, therapeutisch beeinflussbares Zeitintervall zwischen der Ausbildung prämaligner Vorstufen und der Transformation in ein manifestes Prostatakarzinom vor, (3) Lebensstil und Ernährungsgewohnheiten haben einen gesicherten Einfluss auf die Häufigkeit des Prostatakarzinoms und (4) eine Verlängerung oder Verlangsamung des Progressionsintervalles eines low-risk PCA in ein aggressives, therapiebedürftiges PCA könnte gerade bei älteren Patienten eine aktive, potentiell nebenwirkungsbehaftete Therapie vermeiden, ohne das onkologische Therapieergebnis negativ zu beeinträchtigen.

In einer Vielzahl von epidemiologischen und klinischen Studien konnten in den vergangenen Jahren Nahrungsergänzungsmittel, hormonell aktive Substanzen und Medikamente identifiziert werden, die einen signifikanten präventiven Einfluss auf die Karzinogenese und Progression des PCA ausüben. Aktuell haben die Behandlungsergebnisse des 1993 initiierten und über 18.000 Männer rekrutierenden Prostate Cancer Prevention Trials (PCPT) die aktuelle Datenlage zur Chemoprävention nahezu revolutioniert. Die kontinuierliche Einnahme von Finasterid reduzierte das Risiko, an einem PCA zu erkranken, um 24 %. Die breitflächige Realisierung des Präventionskonzeptes scheitert derzeit zwar noch an einer fehlenden Finanzierung durch das Gesundheitssystem, dennoch sollten aufgrund der besonderen sozioökonomischen Bedeutung des PCA weitere Anstrengungen unternommen werden, eine Zulassung dieser effektiven Strategie für entsprechende Risikogruppen zu erwirken.

Das vorliegende Buch soll die derzeitige Datenlage der Optionen einer diätetischen oder medikamentösen Prävention des Prostatakarzinoms zusammenfassen und dem Leser eine praxisnahe Empfehlung bezüglich der Beratung von Patienten mit einem hohen Erkrankungsrisiko an die Hand geben. Gerade unter den Aspekten einer praxisnahen Anwendung konzentriert sich der Inhalt des Buches auf das Wesentliche und verzichtet auf die Darstellung hypothetischer, bisher lediglich aus präklinischen Untersuchungen abgeleiteter Therapieoptionen.

Im Nahmen aller Autoren hoffen wir, dass das Buch ein sinnvoller und realitätsbezogener Ratgeber für die alltägliche Praxis sein wird. Für konstruktive Vorschläge, die zu einer Verbesserung des Inhaltes und der Darstellung der einzelnen Kapitel führen, dürfen wir uns bereits jetzt im Voraus bedanken.

*Köln und Bad Mergentheim, im Juli 2006*

*Axel Heidenreich*
*Johannes M. Wolff*

# Autoren

Prof. Dr. med. Axel Heidenreich
Bereich Urologische Onkologie
Klinik und Poliklinik für Urologie
Universität zu Köln

*Kap. 1., 2., 5., 6., 7., 8.*


Dr. med. Karsten Heine
Urologische Klinik
Caritas Krankenhaus
Bad Mergentheim

*Kap. 3., 4.*


Dr. med. Carsten H. Ohlmann
Bereich Urologische Onkologie
Klinik und Poliklinik für Urologie
Universität zu Köln

*Kap. 1., 6., 7., 8.*


Prof. Dr. med. Johannes M. Wolff
Urologische Klinik
Caritas Krankenhaus
Bad Mergentheim

*Kap. 3., 4.*

# Inhaltsverzeichnis

**1.     Epidemiologie des Prostatakarzinoms und sozioökonomische Bedeutung    12**

1.1.     Epidemiologie . . . . . . . . . . . . . . . . . . . . . . . . . . . . . . . . . . . . . . . . . . . . . . . . . 12

1.2.     Sozioökonomische Bedeutung . . . . . . . . . . . . . . . . . . . . . . . . . . . . . . . . . . . 12

1.2.1.    PSA-Screening . . . . . . . . . . . . . . . . . . . . . . . . . . . . . . . . . . . . . . . . . . . . . . . . . 13

1.2.2.    Kosten für die Therapie des lokal begrenzten Prostatakarzinoms . . . . . . . . . . . . . . . . . . 13

1.2.3.    Kosten für die antiandrogene Therapie . . . . . . . . . . . . . . . . . . . . . . . . . . . . 13

1.2.4.    Kosten des metastasierten Prostatakarzinoms . . . . . . . . . . . . . . . . . . . . . . . 14

1.3.     Bedeutung der Prävention im Hinblick auf die Inzidenz und die Kosten des Prostatakarzinoms . . . . . . . . . . . . . . . . . . . . . . . . . . . . . . . . . . . . . . . . . . . 15

1.3.1.    Prävention des Prostatakarzinoms bei Vorliegen einer Prostatischen Intraepithelialen Neoplasie (PIN) . . . . . . . . . . . . . . . . . . . . . . . . . . . . . . . . . . . . . . . . . . . . . . . . 15

1.3.2.    Prävention des Prostatakarzinoms mit Finasterid . . . . . . . . . . . . . . . . . . . . . . 15

**2.     Konzepte und Rationale der Prävention beim Prostatakarzinom    18**

2.1.     Rationale der Prävention . . . . . . . . . . . . . . . . . . . . . . . . . . . . . . . . . . . . . . . . 18

2.2.     Diätetische Ansatzpunkte . . . . . . . . . . . . . . . . . . . . . . . . . . . . . . . . . . . . . . . 18

2.3.     Hormonelle Ansatzpunkte . . . . . . . . . . . . . . . . . . . . . . . . . . . . . . . . . . . . . . 18

2.4.     Anti-inflammatorische und anti-infektiöse Ansatzpunkte . . . . . . . . . . . . . . . 19

2.5.     Antioxidanzien . . . . . . . . . . . . . . . . . . . . . . . . . . . . . . . . . . . . . . . . . . . . . . . . 20

2.6.     Molekulare und genetische Ansatzpunkte . . . . . . . . . . . . . . . . . . . . . . . . . . 20

2.7.     Risikogruppen . . . . . . . . . . . . . . . . . . . . . . . . . . . . . . . . . . . . . . . . . . . . . . . . 21

**3.     Hormonelle Prävention des Prostatakarzinoms    24**

3.1.     Grundlagen . . . . . . . . . . . . . . . . . . . . . . . . . . . . . . . . . . . . . . . . . . . . . . . . . . . 24

3.2.     Finasterid . . . . . . . . . . . . . . . . . . . . . . . . . . . . . . . . . . . . . . . . . . . . . . . . . . . . . 25

3.3.     Dutasterid . . . . . . . . . . . . . . . . . . . . . . . . . . . . . . . . . . . . . . . . . . . . . . . . . . . . 29

**4.     Diätetische Prävention des Prostatakarzinoms - Einfluss von Nahrungsfetten    34**

**5.     Freie Radikale, Antioxidantien, Vitamine und Spurenelemente    42**

5.1.     Freie Radikale, oxidativer Stress und Karzinogenese . . . . . . . . . . . . . . . . . . . 42

5.2.     Ernährung und freie Radikale . . . . . . . . . . . . . . . . . . . . . . . . . . . . . . . . . . . . 43

5.3.     Karotinoide und Lycopene beim Prostatakarzinom . . . . . . . . . . . . . . . . . . . 43

5.4.     Selen beim Prostatakarzinom . . . . . . . . . . . . . . . . . . . . . . . . . . . . . . . . . . . . 45

5.5.     Vitamin E . . . . . . . . . . . . . . . . . . . . . . . . . . . . . . . . . . . . . . . . . . . . . . . . . . . . . 48

5.6.     Vitamin D . . . . . . . . . . . . . . . . . . . . . . . . . . . . . . . . . . . . . . . . . . . . . . . . . . . . 48

5.7.     Phytoöstrogene . . . . . . . . . . . . . . . . . . . . . . . . . . . . . . . . . . . . . . . . . . . . . . . 50

5.8.     Zusammenfassung und Empfehlungen . . . . . . . . . . . . . . . . . . . . . . . . . . . . . 50

**6.**    **Molekulare Ansatzpunkte der Prävention des Prostatakarzinoms**    **54**

6.1.    Molekulare Epidemiologie des Prostatakarzinoms .......................... 54

6.2.    Androgenrezeptor ....................................................... 55

6.3.    5α-Reduktase............................................................ 56

6.4.    3β-Hydroxysteroid Dehydrogenase......................................... 56

6.5.    Die mTOR Signaltransduktionskaskade .................................... 56

6.6.    Antiöstrogene und selektive Östrogenrezeptormodulatoren (SREM)........... 58

6.7.    Epidermal Growth Factor Receptor (EGFR) ............................... 59

6.8.    Zusammenfassung.......................................................... 60

**7.**    **Prostatitis und unspezifische Prostataentzündungen als Option der Chemoprävention**    **64**

7.1.    Einleitung .............................................................. 64

7.2.    Chronische intraprostatische Entzündung ................................ 64

7.3.    Molekulare Marker....................................................... 65

7.4.    Prostatitis, Prostataentzündungen und PCA: epidemiologische Daten ...... 66

7.5.    Nichtsteroidale Antirheumatika und Antiphlogistika ..................... 67

**8.**    **Aktuelle Studienlage zur Prävention des Prostatakarzinoms**    **72**

8.1.    Einleitung .............................................................. 72

8.2.    High Grade PIN .......................................................... 72

8.3.    Positive Familienanamnese .............................................. 73

8.4.    PSA-Erhöhung, negative Biopsie ......................................... 73

8.5.    Aktive Surveillance..................................................... 73

8.6.    Präoperative Interventionen ............................................ 74

**Index**    **75**

# Epidemiologie des Prostatakarzinoms und sozioökonomische Bedeutung

# 1. Epidemiologie des Prostatakarzinoms und sozioökonomische Bedeutung

## 1.1. Epidemiologie

Das Prostatakarzinom stellt in Deutschland mit ca. 20 % die häufigste diagnostizierte bösartige Neubildung bei Männern dar. Jährlich werden in Deutschland ca. 40.600 Prostatakarzinome neu diagnostiziert, was einer Inzidenz von 101,4 Fälle/100.000 Einwohnern entspricht [1]. Das mittlere Erkrankungsalter liegt derzeit bei 71 Jahren und die Mortalität liegt insgesamt bei 27,7/100.000. Damit steht das Prostatakarzinom hinter dem Bronchialkarzinom und dem Kolonkarzinom an dritter Stelle der am häufigsten zum Tode führenden Krebserkrankungen. Die Inzidenz und Mortalität steigen dabei mit dem Alter stetig an (Abb. 1.1). Eine Übersicht über die altersspezifische Inzidenz und Mortalität liefert Tab. 1.1. Weltweit steigt die altersspezifische Inzidenz in den letzten Jahrzehnten jährlich um ca. 3 % an [2]. Zumindest in den Industrieländern scheint dafür vor allem die Verbesserung der Früherkennung über die Bestimmung des PSA-Wertes verantwortlich zu sein. Im Gegensatz zum exponentiellen Anstieg der Inzidenz zeigt jedoch die Mortalitätsrate lediglich eine geringe Zunahme in den letzten Jahrzehnten und scheint sogar seit Beginn der 90er Jahr wieder leicht zu sinken [1].

| Alter in Jahren | Männer | |
| --- | --- | --- |
| | Inzidenz | Mortalität |
| bis unter 45 | 0,0 | 0,0 |
| 45 bis unter 60 | 57,4 | 5,2 |
| 60 bis unter 75 | 365,9 | 61,7 |
| 75 und älter | 777,9 | 395,2 |
| insgesamt | 101,4 | 27,7 |

***Tab. 1.1:*** Inzidenz und Mortalität des Prostatakarzinoms nach Altersgruppen, Deztschland 2000 (Fälle pro 100.000).

Die Inzidenz und die sozioökonomische Bedeutung des Prostatakarzinoms wird in den kommenden Jahren vor allem durch die Bevölkerungsentwicklung beeinflusst werden. Derzeit liegt der Anteil der über 60jährigen in Deutschland bei 24,1 %. Dieser Anteil wird bis zum Jahr 2050 auf 36,7 % ansteigen [3]. Daher ist anzunehmen, dass sich die Anzahl der Patienten mit einem Prostatakarzinom in Deutschland allein aufgrund der Bevölkerungsentwicklung bei gleich bleibender Inzidenz ebenfalls verdoppeln wird. Um dieser Entwicklung eine sinnvolle und ökonomische vertretbare Strategie in der Diagnose und Behandlung entgegenzusetzen, wird es in Zukunft noch mehr als jetzt wichtig sein, diejenigen Patienten mit einem Prostatakarzinom zu identifizieren, die ein hohes Risiko haben, an dem Prostatakarzinom zu versterben. Anders formuliert bedeutet es, diejenigen Patienten zu identifizieren, bei denen eine Therapie nicht oder nur in geringem Maß notwendig ist. Neben der Reduzierung der Behandlungskosten durch Identifikation von Hochrisiko-Patienten könnte sich eine gezielte Prävention des Prostatakarzinoms günstig auf die Inzidenz und Mortalität des Prostatakarzinoms auswirken.

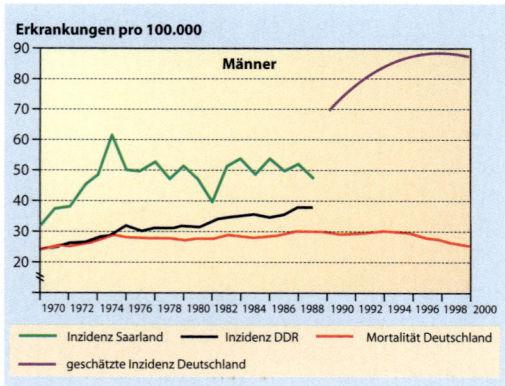

***Abb. 1.1:*** Altersstandardisierte Inzidenz und Mortalität des Prostatakarzinoms in Deutschland 1970-2000.

## 1.2. Sozioökonomische Bedeutung

Aufgrund der steigenden Inzidenz des Prostatakarzinoms und der immer knapper werdenden Ressourcen im Gesundheitswesen wird die sozioökonomische Bedeutung der Kosten für die Diagnostik und Behandlung des Prostatakarzinoms in den kommenden Jahren weiter zunehmen.

## 1.2.1. PSA-Screening

Von den urologischen Fachgesellschaften wird die Bestimmung des PSA-Wertes als Screening-Untersuchung ab einem Alter 50 Jahren bzw. 45 Jahren bei familiärer Belastung empfohlen [4]. Bisher werden die Kosten für das PSA-Screening nicht von den gesetzlichen Krankenkassen erstattet, obwohl der Bundestag bereits darüber entschieden hat, dass der PSA-Test als Regelleistung in die Richtlinien über die Früherkennung von Krebserkrankungen aufgenommen wird. Die Kosten für den PSA-Test betragen gegenwärtig ca. 25 Euro. Die finanziellen Belastungen der gesetzlichen Krankenversicherung lägen damit bei einer Vorsorgerate von 45 % bei Männern über 45 Jahren bei ca. 80,5 Millionen Euro [5]. Die Prävention des Prostatakarzinoms hat zwar keine Auswirkung auf das initiale PSA-Screening der Patienten. Dennoch ist zu erwarten, dass bei einer effektiven Prävention des Prostatakarzinoms die Anzahl der Patienten zunimmt, die kein Prostatakarzinom entwickeln und somit in regelmäßigem Abstand den PSA-Wert auf eigene Kosten durchführen lassen müssen. Unter Therapie werden die Kosten durch die Krankenkasse wieder übernommen, so dass keine weiteren Kosten für den Patienten auftreten.

## 1.2.2. Kosten für die Therapie des lokal begrenzten Prostatakarzinoms

Als Therapieoptionen für das lokal begrenzte Prostatakarzinom stehen heutzutage neben dem Watchful waiting die radikale, nervschonende Prostatektomie sowie die verschiedenen Formen der Strahlentherapie mit der 3D-konformalen perkutanen Bestrahlung, der HDR-Brachytherapie (Afterloading) sowie der LDR-Brachytherapie (Seed-Implantation) zur Verfügung. Die Kosten für die radikale Prostatektomie sind verglichen mit der perkutanen Bestrahlung niedriger und liegen bei 12-14.000 US$ gegenüber 15-17.000 US$ [6,7]. Für Deutschland lassen sich die Kosten nur anhand der Diagnosis related groups (DRG)[8] ermitteln: die radikale retropubische Prostatektomie erbringt bei einem Gewicht von 2,228 einen Wert von 7.201 Euro. Für die LDR-Brachytherapie kann eine DRG mit einem Gewicht von 2,030 und einem Wert von 6561 Euro abgerechnet werden. Die per-

kutane Bestrahlung wird nach GOÄ abgerechnet und richtet sich vor allem nach der Anzahl der Fraktionen. Die Kosten für eine Fraktion belaufen sich dabei auf ca. 49 Euro (GOÄ Nr. 5834+5835). Eine 3D-konformale Bestrahlung würde demnach bei 40-Fraktionen à 1,8 Gy und einer Gesamtherddosis von 72 Gy 1960 Euro erbringen. Die Kosten für die perkutane Bestrahlung im Rahmen der HDR-Brachytherapie wird mit 1370 Euro bei 28 Fraktionen à 1,8 Gy abgerechnet. Die stationäre Behandlung für das Afterloading erbringen bei einem Gewicht von 1,130 einen Wert von 3652 Euro und ist damit wenig kosteneffektiv, da das Afterloading in 2 Sitzungen im Abstand von 1-2 Wochen durchgeführt wird, wofür jedoch nur einmalig die DRG abgerechnet werden darf. Der Erlös deckt damit die Kosten bei Weitem nicht ab.

## 1.2.3. Kosten für die antiandrogene Therapie

Bei Patienten mit einem lokal fortgeschrittenen Prostatakarzinom, einem systemischen Rezidiv nach lokaler Therapie mit kurativer Intention oder einem primär metastasiertem Prostatakarzinom erfolgt als Standardtherapie die Einleitung einer antiandrogenen Therapie. In früheren Jahren wurde häufig die chirurgische Kastration durchgeführt, die heutzutage mit der Möglichkeit einer medikamentösen Kastration und der intermittierenden Androgen-Blockade eine untergeordnete Rolle bei gleicher therapeutischer Effektivität spielt. Die initiale Hormontherapie erfolgt mit einem LHRH-Analogon. Je nach Präparat entstehen Kosten in Höhe von 2000 Euro (Eligard®, Trenantone®) bis 2400 Euro (Enantone®, Zoladex®) jährlich. Bei einer durchschnittlichen Dauer des Ansprechens der primären Hormontherapie von durchschnittlich 36 Monaten (☞ Abb. 1.2) ergeben sich Therapie-Kosten in Höhe von ca. 6000-7200 Euro. Im PSA-Rezidiv wird dann zusätzlich zum LHRH-Analogon ein Antiandrogen im Sinne einer maximalen Androgen-Blockade (MAB) empfohlen. Für das Antiandrogen entstehen zusätzliche Kosten in Höhe von ca. 2400 Euro jährlich für das Präparat Casodex®. Bei einer Ansprech-Dauer von 4-6 Monaten sind dies Kosten inklusive des LHRH-Analogon von ca. 2000-2200 Euro bei einem Behandlungszeitraum von 6 Monaten. Die sekundären Hormontherapien z.B. mit Ketokonazol/Hydrokortison, Aminogluthetimi-

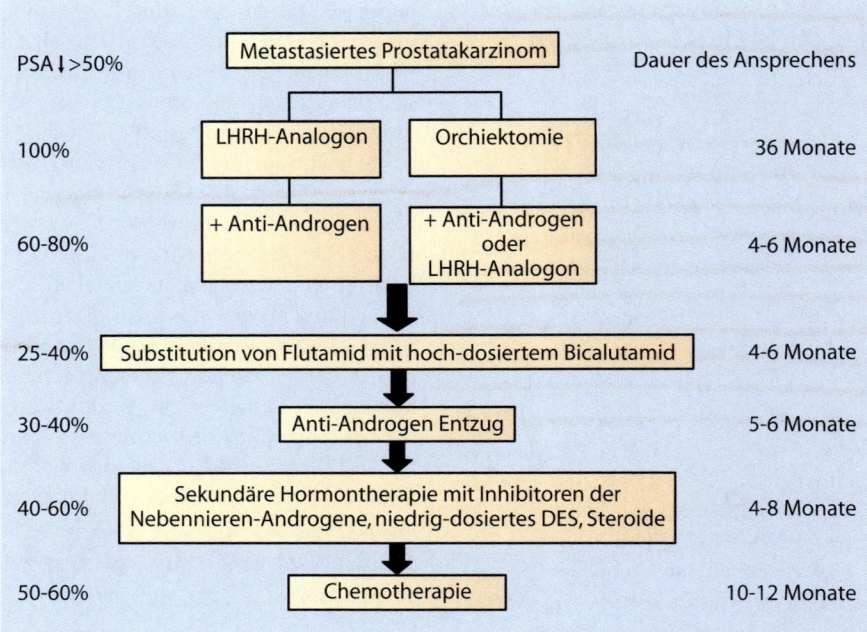

**Abb. 1.2:**  Algorithmus der Therapieoptionen eines metastasierten Prostatakarzinoms in Abhängigkeit vom PSA-Verlauf unter den verschiedenen antihormonellen oder zytotoxischen Therapien.

de, low-dose Östrogen oder einer Steroid-Mono-therapie stellen derzeit noch keinen Standard dar und werden daher im Rahmen dieser Kostenanalyse vernachlässigt [9].

### 1.2.4. Kosten des metastasierten Prostatakarzinoms

Mit Abstand die höchsten Kosten entstehen in den letzten Jahren des Lebens eines Patienten mit einem Prostatakarzinom. Hierbei stehen vor allem die Kosten für Chemotherapien sowie supportive und palliative Therapie-Maßnahmen im Vordergrund. Hinzu kommen Kosten für die Behandlung von Komplikationen wie z.B. pathologische Frakturen und Harnabflussstörungen.

Die Standard-Therapie des hormonrefraktären Prostatakarzinom besteht derzeit in einer Taxan-basierten Chemotherapie [10]. Hierbei erfolgt die Applikation von Docetaxel in einer Dosierung von 75 mg/m$^2$ alle 3 Wochen über 6 Zyklen. Die Kosten für das Docetaxel belaufen sich auf ca. 900 Euro für 80 mg. Für die gesamte Chemotherapie muss also je nach Körperoberfläche mit reinen Arzneimittel-kosten von 7600 Euro (1,5 m$^2$) bis 10.100 Euro (2,0 m$^2$) gerechnet werden. Weitere Therapie-Optionen stellen Bisphosphonate bei Hyperkalzä-

mien sowie zur Vermeidung von Skelett-Komplikationen dar. Die Kosten dafür belaufen sich für das Präparat Zometa auf 350 Euro pro Applikation. Bei einem Therapie-Intervall von 4 Wochen ergeben sich Kosten in Höhe von 4200 Euro jährlich. Dazu kommen noch die Kosten für supportive Therapien wie GM-CSF bei therapiebedingten Neutropenien, die in ca. 30 % der Fälle auftreten. Des Weiteren kommt es bei vielen Patienten zu einer tumorbedingten Anämie, weshalb die Gabe von Erythropoetin und die Transfusion von Erythrozytenkonzentraten notwendig werden. In einer Analyse von 32 Patienten mit einem metastasierten Prostatakarzinom wurden die Kosten des letzten Lebensjahres analysiert [11]. Hierbei wurden die Kosten für Krankenhausaufenthalte, ambulante Arztbesuche, palliative Therapien und die Hormontherapie berücksichtigt. Die durchschnittlichen Kosten beliefen sich in dieser Untersuchung auf 24.660 US$. Die Autoren betonen jedoch, dass die aufgestellten Kosten sicherlich noch Unterschätzungen darstellen und die tatsächlichen Kosten weitaus höher liegen können. Wenn man darüber hinaus berücksichtigt, dass die Analyse von 1995-1997 durchgeführt wurde, d.h. zu einer Zeit, in der die Chemotherapie mit Docetaxel sowie Bisphosphonaten und anderen Supportiva noch nicht erhältlich war, werden die Kosten der aktuellen Therapie um einiges höher liegen.

## 1.3. Bedeutung der Prävention im Hinblick auf die Inzidenz und die Kosten des Prostatakarzinoms

Was eine effektive Prävention des Prostatakarzinoms für Auswirkungen auf die Inzidenz des Prostatakarzinoms hat, lässt sich nur schwer voraussagen, da es bisher nur wenige Studien dazu gibt.

### 1.3.1. Prävention des Prostatakarzinoms bei Vorliegen einer Prostatischen Intraepithelialen Neoplasie (PIN)

Die Prostatische Intraepitheliale Neoplasie (PIN) gilt als Vorläufer des Prostatakarzinoms. Eine high grade PIN wird in 82 % der Patienten mit einem Prostatakarzinom gefunden [12]. In einer Studie an 100 Patienten mit einer high grade PIN erhielten die Patienten über 6 Monate Selen, Vitamin E und Isoflavonoide [13]. In 64 % der Patienten kam es darunter zu einem Rückgang des PSA-Wertes. In dieser Subgruppe wiederum wurde lediglich in 24,5 % der Patienten nach 6 Monaten stanzbioptisch ein Prostatakarzinom diagnostiziert. Dahingegen fand sich bei 55,6 % der Patienten ein Prostatakarzinom, die unter der Therapie weiter mit dem PSA angestiegen waren. Diese Daten zeigen einen potentiellen Nutzen einer Prävention des Prostatakarzinoms bei bereits vorhandener high grade PIN.

### 1.3.2. Prävention des Prostatakarzinoms mit Finasterid

Eine der wenigen Studien zur Prävention des Prostatakarzinoms stellt die "Prostate Cancer Prevention Trial" (PCPT) dar [14,15]. Dabei handelte es sich um eine placebokontrollierte Studie, bei der die Patienten entweder 5 mg Finasterid oder Placebo täglich erhielten. Die Ergebnisse zeigen zwei interessante Ergebnisse. Zum einen lag die Inzidenz des Prostatakarzinoms in dem Finasterid-Arm um 24,8 % niedriger als in dem Placebo-Arm. Im Gegensatz dazu war jedoch der Anteil von Patienten mit einem "high grade" Tumor mit 6,4 % höher als in dem Placebo-Arm (5,1 %). Aufgrund der aktu-

ellen Daten der PCPT-Studie geht hervor, dass der erhöhte Anteil entdifferenzierter Prostatakarzinome nicht durch Finasterid verursacht ist. Vielmehr lässt sich die erhöhte Detektionsrate durch das unter Finasterid reduzierte Prostatavolumen mit einer höheren bioptischen Trefferquote bei standardisierter lediglich Sextantenbiopsie der Prostata erklären. Selbst wenn der o.g. höhere Anteil von Patienten mit einem "high grade" Tumor nicht durch diese systematische Erfassungsabweichung erklärt worden wäre, überwiegt der positive Effekt: Berechnungen zufolge lassen sich durch Finasterid 316.760 Patienten-Jahre in einem Zeitraum von 10 Jahren bewahren. Darüber hinaus wurde berechnet, dass der PCPT einen genauso hohen Einfluss auf die Mortalität des Prostatakarzinoms habe wie 8 positive Therapie-Studien. Dies verdeutlicht nochmals das Potential einer effektiven Prävention im Hinblick auf die Inzidenz und Mortalität des Prostatakarzinoms.

### Literatur

1. Robert-Koch Institut (2004): Krebs in Deutschland. Kapitel Prostatakarzinom.

2. Boyle P, Maisonneuve P, and Napalkov P (1995): Geographical and temporal patterns of incidence and mortality from prostate cancer. Urology 46:47-55.

3. Statistisches Bundesamt (2003): Bevölkerung Deutschlands Bis 2050.

4. DGU and BDU (2002): Leitlinie PSA-Bestimmung in der Prostatakarzinomdiagnostik.

5. Bundesrat (2003): Bundesrat fasst Entschließung zur Übernahme der Kosten von PSA-Tests durch die gesetzliche Krankenversicherung. Internet Drucksache 913/02.

6. Turini M, Redaelli A, Gramegna P, and Radice D (2003): Quality of life and economic considerations in the management of prostate cancer. Pharmacoeconomics. 21:527-541.

7. Burkhardt JH, Litwin MS, Rose CM et al (2002): Comparing the costs of radiation therapy and radical prostatectomy for the initial treatment of early-stage prostate cancer. J.Clin Oncol 20:2869-2875.

8. Deutsche Krankenhausgesellschaft (2004): Vereinbarung zum Fallpauschalensystem für Krankenhäuser für das Jahr 2005.

9. Chaudhary UB, Rashid MH, Onitilo AA, and Bissada NK (2005): Secondary hormonal manipulations in the management of advanced prostate cancer. Can.J.Urol. 12:2666-2676.

10. Pienta KJ and Smith DC (2005): Advances in prostate cancer chemotherapy: a new era begins. CA Cancer J.Clin 55:300-318.

11. Piper NY, Kusada L, Lance R, Foley J, Moul J, and Seay T (2002): Adenocarcinoma of the prostate: an expensive way to die. Prostate Cancer Prostatic.Dis. 5:164-166.

12. McNeal JE and Bostwick DG (1986): Intraductal dysplasia: a premalignant lesion of the prostate. Hum.Pathol. 17:64-71.

13. Joniau S (2004): The effect of chemoprevention on PSA and clinical management in patients with high grade prostatic intraepithelial neoplasia. Eur Urol 3 (57): Abstract 259.

14. Lotan Y, Cadeddu JA, Lee JJ, Roehrborn CG, and Lippman SM (2005): Implications of the prostate cancer prevention trial: a decision analysis model of survival outcomes. J.Clin Oncol %20;23:1911-1920.

15. Unger JM, Thompson IM, Jr., LeBlanc M et al (2005): Estimated impact of the Prostate Cancer Prevention Trial on population mortality. Cancer 103:1375-1380.

# Konzepte und Rationale der Prävention beim Prostatakarzinom

# 2. Konzepte und Rationale der Prävention beim Prostatakarzinom

## 2.1. Rationale der Prävention

Das Prostatakarzinom (PCA) repräsentiert in Europa und den USA die zweithäufigste krebsbedingte Todesursache der männlichen Bevölkerung. Im Jahre 2003 wurden in den USA 220.000 Neudiagnosen eines PCA gestellt, ca. 29.000 Männer verstarben am PCA [1].

Basierend auf einer Vielzahl epidemiologischer Studien wird vermutet, dass eine signifikante Anzahl tumorbedingter Todesfälle durch eine Änderung des Lebensstils und der Ernährungsgewohnheiten sowie die prophylaktische Einnahme spezifischer Medikamente verhindert werden kann. Bezogen auf das PCA beschreibt der Begriff "Prävention" im Idealfall den Prozess, das Risiko am PCA zu erkranken, komplett zu eliminieren. Jedoch herrscht bis dato noch keine detaillierte Klarheit über die der Karzinogenese zugrunde liegenden pathogenetischen Faktoren oder die als ursächlich identifizierten Parameter (Alter, Rasse, positive Familienanamnese) können nicht mehr beeinflusst werden. Realistischerweise beschreibt der Begriff "Prävention" eine medizinische Strategie, die den Prozess der Karzinogenese auf allen Entwicklungsstufen (Initiierung, Promotion, Progression) durch den Einsatz von Nahrungsergänzungsmitteln, Medikamenten sowie eine Umstellung der Lebens- und Ernährungsgewohnheiten unterbinden oder hemmen soll.

## 2.2. Diätetische Ansatzpunkte

Derzeit werden eine Vielzahl von Makro- und Mikronutrients sowie andere diätetische Faktoren als mögliche chemopräventive Substanzen untersucht, da die Ernährungsgewohnheiten einen hypothetischen Faktor darstellen, der die geografischen Differenzen der Inzidenz des PCA erklären könnte [2]. Dennoch ist die wissenschaftliche Grundlage der Behandlungskonzepte zum prophylaktischen Einsatz von Vitaminen, Spurenelementen, Nahrungsergänzungsmitteln, oder pflanzlichen Substanzen derzeit mehr als fragwürdig. Lediglich 2 Nahrungsbestandteile - Selen und Vitamin E - wurden als in klinischen Studien evaluierte Substanzen getestet, die die Entwicklung

des PCA, die Progression der prostatischen intraepithelialen Neoplasie (PIN) in das PCA und das Mortalitätsrisiko senken können. Derzeit wird dieses Konzept in dem Selenium and Vitamin E Cancer Prevention Trial prospektiv randomisiert untersucht; erste Ergebnisse sind 2013 zu erwarten.

Der prophylaktische Einsatz von Retinoiden erscheint auf dem Boden einer Reihe von tierexperimentellen Studien prinzipiell zur Chemoprävention geeignet. Aufgrund der hohen mit der notwendigen Dosis verbundenen Toxizität hat sich der Einsatz im klinischen Alltag jedoch nicht bewährt. Die einzige Erfolg versprechende Substanz scheint in diesem Zusammenhang das Lycopen zu sein, das bei bereits existentem PCA einen positiven Einfluss auf die PSA-Verdopplungszeit ausübt [5, 6]. Die tatsächliche Rolle des Lycopen in Bezug auf das PCA Erkrankungsrisiko muss noch in prospektiven epidemiologischen Studien analysiert werden, bevor ein genereller Einsatz empfohlen werden kann.

Bezüglich der Makroernährung scheint dem Konsum von tierischem Fett eine besondere Rolle in der Entwicklung des PCA zuzukommen, so dass eine Reduktion des Fettanteils in der täglichen Ernährung sinnvoll erscheint [3]. Andererseits existieren kontroverse Daten, die in einer Kohorte von 58.000 Männern, die über einen Zeitraum von 6 Jahren beobachtet wurden, keine signifikante Korrelation zwischen dem Fettkonsum und der PCA-Häufigkeit nachweisen konnten [4].

## 2.3. Hormonelle Ansatzpunkte

Die Pathogenese und frühe maligne Transformation der Prostatazellen ist besonders anhängig von der Präsenz androgenempfindlicher Rezeptoren, so dass sehr früh in klinischen Studien die präventive Effektivität von $5\alpha$-Reduktase Inhibitoren mit der konsekutiven Hemmung der Konversion von Testosteron zu dem biochemisch aktiven Dihydrotestosteron evaluiert wurde. In dem vor kurzem abgeschlossenen Prostate Cancer Prevention Trial (PCPT) wurden insgesamt 18.881 Männer im Alter von über 55 Jahren in eine Placebogruppe bzw. eine Verumgruppe (Finasterid 5 mg/die) mit dem Ziel randomisiert, die PCA Inzidenz in über einen Zeitraum von 7 Jahren signifikant zu reduzieren [7]. Die als Meilenstein der Forschung zur Krebsprävention dar geltende PCPT-Studie hat eindeutig und sicher zeigen können, dass der prophylaktische Einsatz von Finasterid (Proscar®) zu einer signifikanten Reduktion des Risikos, am PCA zu erkranken, um 25 % führt. Die Ergebnisse des PCPT werden in Kap. 3. ausführlich dargestellt.

Derzeit wird in einer weiteren prospektiv randomisierten Studie (REDUCE Trial) an 8000 Männern der präventive Effekt von 0,5 mg Dutasterid (Avodart®) - einem das Isoenzym I und II inhibierenden 5α-Reduktaseinhibitor - gegenüber Placebo bezüglich der Reduktion des PCA Erkrankungsrisikos über ein 4-Jahresintervall untersucht.

Das typische Erkrankungsalter des PCA ist auf endokrinologischer Ebene nicht nur mit sinkenden Testosteron-Serumspiegeln, sondern auch mit steigenden Östrogenkonzentrationen assoziiert. Nachdem unter tierexperimentellen Bedingungen der Einsatz von Antiöstrogenen einen deutlichen präventiven Effekt auf die PCA-Entwicklung ausübte, wurden erste klinische Phase II-Studie zur Effektivität des Antiöstrogens Toremifen initiiert [8]. In dieser prospektiven Untersuchung erhielten 21 Männer mit stanzbioptisch gesicherter high-grade PIN Toremifen (60 mg/die) über einen Zeitraum von 4 Monaten, bevor eine erneute extensive Stanzbiopsie durchgeführt wurde. Im Vergleich zu einer historischen Kontrollgruppe (17,9 %) wiesen 72 % der Männer in der Kontrolle keine PIN und kein PCA auf. Basierend auf diesen Ergebnissen und der Tatsache, dass keine signifikanten therapie-assoziierten Nebenwirkungen auftraten, wurde eine prospektiv randomisierte, doppelblinde, placebokontrollierte klinische Phase III Studie initiiert.

Neben den synthetischen Antiöstrogenen existieren eine Vielzahl pflanzlicher sogenannter Phytoöstrogene (z.B. Sojabohnen), die über die Inhaltsstoffe der Isoflavenoide aufgrund struktureller Homologien zum humanen Östrogen eine hohe Affinität zu den Östrogenrezeptoren aufweisen und östrogenähnliche Wirkungen verursachen können [9]. So sind die Isoflavenoide der Sojabohnen bekannte Inhibitoren der 5α-Reduktase, zudem wurde in tierexperimentellen Studien eine signifikante Reduktion der PCA-Inzidenz nach soja-

reicher Diät erzielt. Beim Menschen weisen epidemiologische Studien zwar auf eine geringere PCA-Inzidenz in geografischen Regionen mit einer sojareichen Ernährung hin, klinische Studien haben bisher jedoch keinen positiven präventiven Effekt erzielen können. Derzeit wird in 2 randomisierten, placebo-kontrollierten klinischen Phase II-Studien der präventive Effekt einer sojareichen Diät bzw. der Kombination von Vitamin E, Selen und sojareicher Diät bei Männern mit einem PSA-Serumspiegel > 4 ng/ml bzw. einer stanzbioptisch nachgewiesenen high grade PIN untersucht.

## 2.4. Anti-inflammatorische und anti-infektiöse Ansatzpunkte

Eine asymptomatische Prostatitis bzw. sogenannte proliferierende inflammatorische Atrophien werden histologisch sehr häufig perifokal um den PCA-Herd identifiziert. Auch wenn bis dato kein eindeutiger Zusammenhang zwischen der chronischen Prostatitis und der PCA-Entwicklung gesichert werden konnte, weisen aktuelle Untersuchungen zu molekularen, durch die rezidivierenden Infektionen oder Inflammationen hervorgerufenen Alterationen auf einen möglichen pathogenetischen Zusammenhang hin. Entzündliche Prozesse können die Überexpression der Cyclooxygenase-2 in Makrophagen und epithelialen Zellen induzieren; in mehreren Studien wurde eine immunhistochemische Überexpression des COX-2 Enzyms in proliferativen inflammatorischen Atrophien gegenüber dem normalen Prostatagewebe und dem assoziierten Prostatakarzinom nachgewiesen. Prostaglandinsynthese-Inhibitoren, die in die COX-2 induzierten Stoffwechselvorgänge inhibierend eingreifen, bewirken eine Apoptose von PCA-Zellen und könnten möglicherweise im Sinne der Chemoprävention bei einem entsprechenden Risikokollektiv von Patienten eingesetzt werden. Unter in-vitro Bedingungen unterdrücken COX-2 Inhibitoren sowohl die Androgenrezeptor-vermittelte PSA und hK2 Promotor Aktivierung als auch die Expression von Androgenrezeptorproteinen in PCA Zellen [15-17]. Zudem haben verschiedene epidemiologische Studien darstellen können, dass die regelmäßige Einnahme von nichtsteroidalen Antirheumatika zu einer signifikanten Reduktion der Krebsinzidenz gegenüber der Gesamtbevölkerung führt [17]. Erste retrospektive Untersuchungen bestätigen diese Entwicklung auch für das Prostatakarzinom. Groß angelegte epidemiologische Studien müssen zeigen, ob chronische intraprostatische Entzündungsherde ein geeignetes Target für chemopräventive Anstrengungen darstellen.

## 2.5. Antioxidanzien

Experimentelle sowie epidemiologische Daten lassen vermuten, dass durch oxidativen Stress vermittelte und über freie Radikale induzierte DNA-Schäden, Alterationen der Signaltransduktionskaskaden sowie Funktionsänderungen der DNA-Reparaturenzyme eine bedeutsame Rolle in der Karzinogenese des PCA spielen. In der Präventionsforschung des PCA sind die antioxidativ wirkenden Substanzen β-Karotin, Vitamin E und Selen am intensivsten untersucht.

Unter den β-Karotinen scheint einzig den Lycopenen eine bedeutsame protektive Rolle zuzukommen, nachdem eine Vielzahl von klinischen Studien vielversprechende Ergebnisse geliefert haben [5, 6]. Derzeit wird in einer großen klinischen Phase I-Studie des National Cancer Institute der USA der präventive Effekt von Lycopenen in der PCA-Entwicklung unter 18-45jährigen Männern untersucht.

Selen als natürliches Spurenelement zeigte im Rahmen einer großen epidemiologischen Studie zur Prävention des Hautkrebses eher im Nebengang eine signifikante Reduktion der PCA Inzidenz im Vergleich zur Placebogruppe [12]. Derzeit wird der protektive Effekt von Selen bezüglich der PCA-spezifischen Inzidenz und Mortalität in prospektiven klinischen Studien analysiert.

Dem Vitamin E werden ebenfalls präventive Funktionen in der Krebsentwicklung zugeschrieben; die Datenlage bezüglich des therapeutischen Effekts beim PCA ist derzeit noch unklar. In der Alpha Tocopherol Beta Carotene Cancer Prevention Study konnte eine signifikante Reduktion der PCA-Inzidenz um 34 % beobachtet werden [10, 11, 13]. Allerdings blieb der Effekt nur solange erhalten wie die Einnahme von Vitamin E fortgesetzt wurde und sistierte mit dem Absetzen der Medikation. In 2 weiteren Studien, die jeweils 15.000 und 47.000 Männer im Risikoalter einschließen wird der präventive Effekt von verschiedenen Kombinationen von Vitamin E, C und β-Karotin bzw. von Vitamin E allein prospektiv randomisiert untersucht. In der

letztgenannten Studie konnte ein protektiver Effekt von Vitamin auf die PCA-Inzidenz nur bei Rauchern, nicht aber bei anderen Personen nachgewiesen werden. Basierend auf diesen Daten wurde die prospektiv randomisierte klinische Phase III-SELECT Studie initiiert, die den präventiven Effekt von Vitamin E, Selen oder einer Kombination beider Präparate auf die PCA-Inzidenz unter gesunden Männern untersuchen soll; erste Ergebnisse werden 2013 erwartet.

## 2.6. Molekulare und genetische Ansatzpunkte

Ein wesentliches Problem in der Entwicklung effektiver Strategien zur Chemoprävention besteht darin, dass sich das PCA über ein Intervall von 20-30 Jahren entwickelt, bevor es klinisch manifest wird, und dass das PCA nicht bei allen Männern signifikant und damit behandlungsbedürftig ist, sondern in einem latenten Stadium verharren kann. Es muss somit ein vordringliches Ziel in der Präventionsforschung sein, diejenigen Männer mit einem hohen Risiko der Entwicklung eines signifikanten PCA zu identifizieren.

Die molekulare Forschung konzentriert sich diesbezüglich auf Alterationen von Genen, die Regulation und Metabolismus der Androgene, Interaktionen zwischen Androgenen und Androgenrezeptoren sowie die Progression von gesunden in maligne epitheliale Prostatazellen beeinflussen.

Unter therapeutischen Aspekten widmen sich verschiedene Forschergruppen der Analyse genetischer Veränderungen des Vitamin D Rezeptors, da dieser eine integrale Rolle in der Vermittlung der antiproliferativen Eigenschaften des Calcitriol einnimmt [18, 19]. Bis dato wurde bereits ein Polymorphismus des Vitamin D Rezeptors identifiziert, der ein erhöhtes Erkrankungsrisiko des PCA innerhalb spezifischer ethnischer Gruppe vorhersagt. Auch die Serumkonzentration von Vitamin D scheint eine Rolle in der geografischen Differenz der PCA-Häufigkeit zu spielen, da hohe Serumkonzentrationen des Vitamin D3 aufgrund seiner proliferationshemmenden Aktivität mit einer niedrigen Inzidenz assoziiert zu sein scheinen.

## 2.7. Risikogruppen

Wie bereits eingangs erwähnt würde eine Population von Männern mit einem überdurchschnittlich erhöhten Erkrankungsrisiko zum Beispiel definiert durch das Vorliegen einer positiven Familienanamnese, einer high-grade PIN oder einer PSA-Velocity von ≥ 0,75 ng/ml und Jahr maximal von Ansätzen der Chemoprävention profitieren, um die Inzidenz des PCA signifikant zu senken. Da jedoch nur ein kleineres Kollektiv der an PCA erkrankten Männer dieser Hochrisikogruppe zuzuordnen ist, bleibt unklar, ob sich ein solcher präventiver Ansatz auch auf die allgemeine männliche Bevölkerung übertragen lässt.

Neben therapeutischen Ansätzen muss es somit ein erklärtes Ziel der zukünftigen Forschung sein, nicht nur Männer mit einem erhöhten Erkrankungsrisiko zu identifizieren, sondern diejenigen Männer mit einem signifikanten und damit behandlungsbedürftigen PCA von denjenigen mit einem latenten PCA zu differenzieren. Diesbezüglich werden Fortschritte in der Grundlagenforschung zur Pathogenese des PCA helfen, neue Biomarker zu identifizieren; Resultate molekularer Therapieansätze beim fortgeschrittenen PCA könnten helfen, molekulare Faktoren mit hoher biologischer Aggressivität zu erkennen und klinisch einzusetzen. Fortschritte in der Identifikation genetischer Polymorphismen und deren funktioneller Rolle werden das Verständnis um die der Pathogenese des PCA zugrunde liegenden molekularen Ereignisse besser zu verstehen. Kombinationen von einzelnen Polymorphismen könnten dazu beitragen einen sogenannten "ungünstigen genetischen Phänotyp" zu definieren, der nicht nur mit einem erhöhten Erkrankungsrisiko sondern auch mit einem erhöhten Potential biologischer Aggressivität einhergeht. Chemoprävention in dieser gut definierten Risikogruppe könnte zum einen auch in kleinen prospektiven Studien rasch zu Aussage kräftigen Resultate führen, zum anderen verschiedene Strategien der Chemoprävention in überschaubarer Zeit evaluieren.

### Literatur

1. Jemal A, Murray T, Samuels A, Ghafoor A, Ward E, Thin MJ. Cancer statistics 2003. CA Cancer J Clin 2003; 53: 5

2. Steinmetz KA, Potter JD. Vegetables, fruit and cancer. Cancer Causes Control 1991; 2: 325

3. Le Marchand L, Kolonel LN, Wilkens LR, Myers BC, Hirohata T. Animal fat consumption and prostate cancer: a prospective study in Hawaii. Epidemiology 1994; 5: 276

4. Schuurman AG, van den Brandt PA, Dorant E, Goldbohm RA. Animal products, calcium and protein and prostate cancer risk in The Netherlands Cohort Study. Brit J Cancer 1999; 80: 1107

5. Gann PH, Ma J, Giovannucci E, Wittlet W, Sacks FM, Henneckens CH. Lower prostate cancer risk in men with elevated plasma lycopene levels: results of a prospective analysis. Cancer Res 1999; 59: 1225

6. Miller EC, Giovannucci E, Erdman JW Jr, Bahnson R, Schwartz SJ, Clinton SK. Tomato products, lycopene and prostate cancer risk. Urol Clin North Am 2002; 29: 83

7. Thompson IN, Goodman PJ, Tangen CM, Lucia MS, Miller GJ, Ford LG, et al. The influence of finasteride on the development of prostate cancer. New Engl J Med 2003; 349: 215

8. Steiner MS, Pound CR. Phase IIA clinical trial to test the efficacy and safety of Toremifene in men with high-grade prostatic intraepithelial neoplasia. Clin Prostate Cancer 2003; 2: 24 - 31

9. Moyad MA. Soy, disease prevention and prostate cancer. Semin Urol Oncol 1999; 17: 97

10. Christen WG, Gaziano JM, Henneckens CH. Design of Physicians' Health Study II – a randomized trial of beta carotene, vitamins E and C, and multivitamins, in prevention of cancer, cardiovascular disease, and eye disease and review of results of completed trials. Ann Epidemiol 2000; 10: 125

11. The effect of vitamin E and beta carotene in the incidence of lung cancer and other cancers in male smokers. The Alpha Tocopherol Beta Carotene Cancer Prevention Study Group. New Engl J Med 1994; 330: 1029

12. Clark LC, Dalkin B, Krongard A, Combs GF Jr., Turnbull BW, Slater FH, et al., Decreased incidence of prostate cancer with selenium supplementation: results of a double-blind cancer prevention trial. Br J Urol 1998; 81: 730

13. Chan JM, Stampfer MJ, Ma J, Rimm EB, Willet WC, Giovannucci EL. Supplemental vitamin E intake and prostate cancer risk in a large cohort of men in the United States. Cancer Epidemiol Biomarkers Prev 1999; 8: 893

14. Klein EA, Thompson IM, Lippmann SM, Goodman PJ, Albanes D, Taylor PR et al. SELECT: the next prostate cancer prevention trial. Selenium and Vitamin E Cancer Prevention trial. J Urol 2001; 166: 1311

15. Kamijo T, Sato T, Nagatomi Y, Kitamura T. Induction of apoptosis by cyclooxygenase- 2 inhibitors in prostate cancer cells. Int J Urol 2001; Suppl 8: S35

16. Moran EM. Epidemiological and clinical aspects of nonsteroidal anti-inflammatory drugs and cancer risks. J Environ Pathol Toxicol Oncol 2002; 21: 193

17. Liu XH, Kirschenbaum A, Yao S, Lee R, Holland JF, Levince AC. Inhibition of cyclooxygenase-2 suppresses angiogenesis and the growth of prostate cancer in vivo. J Urol 2000; 164: 820

18. Schwartz GG, Hulka BS. Is vitamin D deficiency a risk factor for prostate cancer? Anticancer Res 1990; 10: 1307

19. Konety BR, Getzenberg RH. Vitamin D and prostate cancer. Urol Clin North Am 2002; 29: 95

# Hormonelle Prävention des Prostatakarzinoms

# 3. Hormonelle Prävention des Prostatakarzinoms

Das Prostatakarzinom (PCA) ist die häufigste maligne Erkrankung des deutschen Mannes. Die Inzidenz wird derzeit auf mindestens 40.670 neue Fälle pro Jahr geschätzt, in ganz Europa werden jährlich etwa 2,6 Millionen neue Fälle diagnostiziert. Autopsien von Männern im Alter zwischen 30 und 40 Jahren weisen zu 29 %, 60- bis 70-jährige sogar zu 64 % ein Prostatakarzinom auf [34]. Das Prostatakarzinom ist damit zu einem der bedeutendsten medizinischen und sozioökonomischen Probleme für die männliche Bevölkerung geworden, Grund genug, um nach geeigneten Präventionsmaßnahmen zu suchen. Die zunehmende Inzidenz des Prostatakarzinoms und die lange Latenzzeit, bis schließlich klinische Symptome auftreten, machen das PCA zum idealen Kandidaten für eine Prävention.

Für die Prävention des PCA scheinen folgende Ansatzpunkte zu existieren:

- Senkung von Risikofaktoren (Übergewicht, Verzehr von rotem Fleisch und Milchprodukten, fettreiche Ernährung (v.a. tierisches Fett)).
- "protektive" Ernährung (Karotten, grün-gelbes Gemüse, Tomaten)
- Einsatz von Finasterid, evtl. Dutasterid, Vitamin D und E, Selen.

Nachfolgend soll auf die Möglichkeit der hormonellen Prävention eingegangen werden.

## 3.1. Grundlagen

Die Steroidhormone Testosteron und Dihydrotestosteron spielen eine große Rolle bei der Entwicklung der normalen Prostata, der benignen Prostatahyperplasie sowie beim Prostatakarzinom [26, 33]. Die Androgenabhängigkeit des Prostatakarzinoms wurde bereits 1941 von Hodges und Huggins berichtet, die Hormonblockade ist im fortgeschrittenen Stadium noch immer Goldstandard. Dass auch die Karzinogenese des PCA androgenabhängig ist, verdeutlicht die Tatsache, dass Eunuchen und Männer mit defekter 5α-Reduktase Typ II kein Prostatakarzinom entwickeln [37, 38, 42, 43]. Auch im Tiermodell konnte nachgewiesen werden, dass Androgene zur Karzinogenese benötigt werden [9, 27].

Der Hauptanteil (90-95 %) des Serumtestosterons wird in den Leydigzellen der Hoden produziert, 5-10 % wird von den Nebennieren gebildet [16]. Freies und zu einem geringen Teil auch an Transportproteine gebundenes Testosteron gelangt in die Prostatazelle und wird hier zum aktiveren Metaboliten Dihydrotestosteron umgewandelt. Dies erfolgt durch die beiden Isoenzyme 5α-Reduktase I und II. Verschiedene Untersuchungen haben gezeigt, dass beide Isoformen im menschlichen Prostatagewebe vorhanden sind [17, 21, 29], es gibt jedoch Unterschiede in der Verteilung zwischen Stroma und Epithel. Das Isoenzym I findet man vorwiegend im Prostataepithel, während im Stroma beide Isoformen vorkommen [7]. Iehlé et al. [19] untersuchten die Verteilung der 5α-Reduktase I und II in der normalen Prostata, bei der BPH und beim PCA. Sie sahen eine vergleichbare Verteilung beider Isoenzyme in allen Zonen (Transitionalzone, periphere Zone, zentrale Zone) der normalen Prostata, hingegen einen deutlichen Anstieg von Typ II im BPH-Gewebe bzw. einen Anstieg von Typ I im PCA-Gewebe. Auch Bruchovsky, Thigpen und Thomas [7, 35, 36] sahen das häufigere Vorkommen des Isoenzyms II beim normalen Prostatagewebe und der BPH.

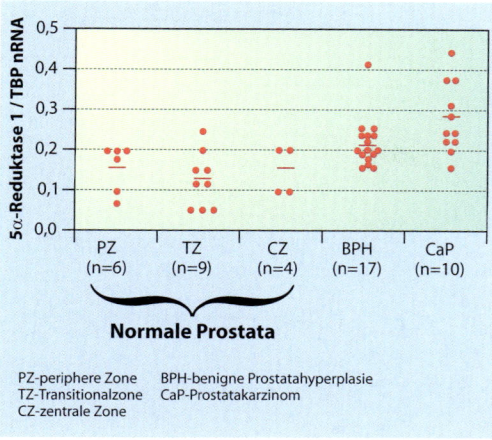

a

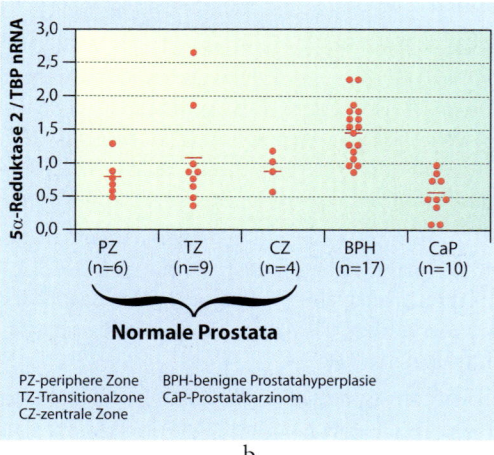

b

**Abb. 3.1a+b:** Verteilung der 5α-Reduktase in der normalen Prostata, bei der benignen Prostatahyperplasie und beim Prostatakarzinom (modifiziert nach Iehlé). **a**) Verteilung der 5α-I-Reduktase, **b**) Verteilung der 5α-II-Reduktase.

Inwieweit der Serumtestosteronspiegel einen Einfluss auf die Prostatakarzinomentstehung hat, ist bislang unklar. Japanische Männer, die weltweit das geringste Risiko haben an einem PCA zu erkranken, weisen vergleichbare Serumtestosteronspiegel auf wie weiße Männer mit höherem und afroamerikanische Männer mit höchstem Risiko. Jedoch unterschieden sich die Gruppen in der Aktivität der 5α-Reduktase. Die Konzentration an 3α-Androstanediolglucuronid, als Maßstab für die 5α-Reduktaseaktivität, ist bei Japanern 25-35 % niedriger als bei Weißen und Afroamerikanern [15, 32]. Erhöhte Serumspiegel über Jahrzehnte scheinen das Risiko, ein Prostatakarzinom

zu entwickeln, zu erhöhen [28]. Epidemiologische Studien von Männern mit Prostatakarzinom konnten bisher keinen eindeutigen Zusammenhang zwischen Serumtestosteronspiegel und PCA herstellen: es wurden erhöhte [10], gleiche [14, 40] und erniedrigte [25] Serumspiegel im Vergleich zu Männern ohne Prostatakarzinom nachgewiesen. Eine weitere Studie [11] konnte eine geringere PCA-Inzidenz bei Diabetikern nachweisen. Diabetes mellitus ist mit erniedrigten Testosteronspiegeln assoziiert. In einer norwegischen Studie wurde der Einfluss des Dihydrotestosteronserumspiegels untersucht: es konnte kein Zusammenhang zwischen erhöhten Serumspiegeln und erhöhtem PCA-Risiko hergestellt werden [40].

Paradoxerweise sinken die Serumtestosteronspiegel mit zunehmendem Alter, bekannterweise steigt das Risiko ein PCA zu entwickeln mit dem Alter an.

Die Rolle der weiblichen Geschlechtshormone bei der PCA-Inzidenz ist ebenfalls nicht eindeutig geklärt. Serumöstrogen- und -östradiolspiegel waren bei jungen schwarzen Männern erhöht, bei weißen niedriger, jedoch im Vergleich zu jungen Asiaten auch deutlich erhöht [4, 31]. Dies spiegelt die weltweite PCA-Inzidenz wider: schwarze US-Amerikaner > weiße Männer > Asiaten. Trotzdem scheinen Zirrhotiker, also Männer mit erhöhten Serumöstrogenspiegeln und erniedrigten Testosteronspiegeln, seltener am Prostatakarzinom zu erkranken [10, 20].

## 3.2. Finasterid

Die Einflüsse von Androgenen auf das normale Prostatawachstum, die unterschiedliche Expression der 5α-Reduktase-Isoenzyme I und II in krankhaftem Prostatagewebe und die Tatsache, dass Eunuchen und Männer mit genetischem Defekt der Typ II 5α-Reduktase kein Prostatakarzinom entwickeln, haben zu zahlreichen Untersuchungen geführt, u.a. wurde 1993 in den USA vom NIH (National Institutes of Health) die PCPT-Studie initiiert. Im Jahre 2003 wurden erstmals Daten der großen Phase III-Studie veröffentlicht, die den Einfluss von Finasterid auf die Prostatakarzinominzidenz untersuchte (The Prostate Cancer Prevention Trial [PCPT]). Finasterid, ein selektiver Hemmer der 5α-Reduktase Typ II, ist zur Behandlung der benignen Prostatahyperplasie zugelassen und konnte in diversen Studien seine Wirksamkeit unter Beweis stellen. Die Einnahme führt zu einer Reduktion des Prostatavolumens, zusätzlich treten obstruktive Symptome, den Blasenauslass betreffend, seltener auf [12, 2, 24]. Finasterid senkt den Serumdihydrotestosteronspiegel um 60-70 %, den intraprostatischen Dihydrotestosteronspiegel um mind. 85 % [3]. Langzeitdaten belegen geringe Nebenwirkungsraten, lediglich sexuelle Dysfunktionen treten häufiger auf [12, 41].

Die PCPT-Studie [37] umfasste 18.882 Männer, die älter als 55 Jahre waren (weitere Einschlusskriterien ☞ Tab. 3.2). Sie wurden randomisiert und sieben Jahre lang entweder mit 5 mg/d Finasterid oder Placebo behandelt. Jährlich erfolgte eine digital-rektale Untersuchung (DRU) sowie die Bestimmung des PSA-Wertes. Bei auffälligem Tastbefund bzw. einem PSA-Anstieg über 4,0 ng/ml wurde eine Prostatabiopsie empfohlen. Bei Studienende sollten alle Probanden einer Abschlussbiopsie zugeführt werden. Die Studie wurde 15 Monate früher als geplant abgebrochen, da das primäre Studienendziel erreicht war: Der Nachweis einer 25 %igen Reduktion der Prävalenz von Prostatakarzinomen durch Finasterid.

| Primärer Studienendpunkt: | • Inzidenz des Prostatakarzinoms innerhalb von 7 Jahren |
|---|---|
| Einschlusskriterien: | • gesunde Männer ≥ 55 Jahre<br>• PSA-Wert ≤ 3,0 ng/ml<br>• unauffälliger rektaler Tastbefund<br>• AUA-Symptomen-Score < 20<br>• Bereitschaft zur Prostatabiopsie bei Studienende |

**Tab. 3.2:** Studienendpunkt und Einschlusskriterien des Prostate Cancer Prevention Trials (PCPT).

Probanden der Finasterid-Gruppe entwickelten lediglich in 18,4 % der Fälle ein Prostatakarzinom, während 24,4 % der Männer in der Placebogruppe betroffen waren. Die Inzidenzrate zur Entwicklung eines PCA lag somit 24,8 % niedriger (p < 0,001). Erstmals konnte eine Substanz identifiziert werden, die als präventives Medikament im Kampf gegen Prostatakrebs eingesetzt werden kann.

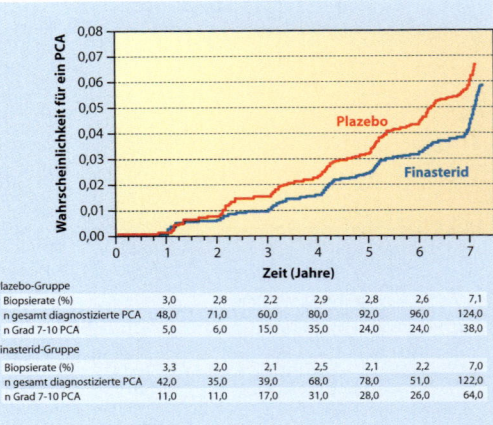

| | | | | | | | |
|---|---|---|---|---|---|---|---|
| **Plazebo-Gruppe** | | | | | | | |
| Biopsierate (%) | 3,0 | 2,8 | 2,2 | 2,9 | 2,8 | 2,6 | 7,1 |
| n gesamt diagnostizierte PCA | 48,0 | 71,0 | 60,0 | 80,0 | 92,0 | 96,0 | 124,0 |
| n Grad 7-10 PCA | 5,0 | 6,0 | 15,0 | 35,0 | 24,0 | 24,0 | 38,0 |
| **Finasterid-Gruppe** | | | | | | | |
| Biopsierate (%) | 3,3 | 2,0 | 2,1 | 2,5 | 2,1 | 2,2 | 7,0 |
| n gesamt diagnostizierte PCA | 42,0 | 35,0 | 39,0 | 68,0 | 78,0 | 51,0 | 122,0 |
| n Grad 7-10 PCA | 11,0 | 11,0 | 17,0 | 31,0 | 28,0 | 26,0 | 64,0 |

**Abb. 3.2:** Wahrscheinlichkeit des Auftretens eines Prostatakarzinoms im PCPT-Trial von I.Thompson.

Überraschenderweise wurden jedoch im Finasterid-Arm häufiger entdifferenzierte Karzinome mit einem Gleason-Score 7-10 gefunden (6,4 % vs. 5,1 % im Placebo-Arm; p = 0,005). Folgende Hypothesen zur Erklärung dieses unerwarteten Befundes wurden daraufhin intensiv diskutiert:

• "Tumorinduktion": Finasterid könnte das Wachstum höhergradiger Tumoren (HG PCa) fördern oder eine Umgebung schaffen, in der höhergradige Tumoren einen Wachstumsvorteil haben.

• "Pathohistologische Hypothese": Finasterid könnte das Erscheinungsbild von Tumorzellen dahingehend verändern, dass diese maligner imponieren, als sie tatsächlich sind.

• "Verbesserte Detektion" durch Volumenreduktion: In einer verkleinerten Prostata könnte die Wahrscheinlichkeit, einen Herd von höhergradigen Tumorzellen zu finden, größer sein.

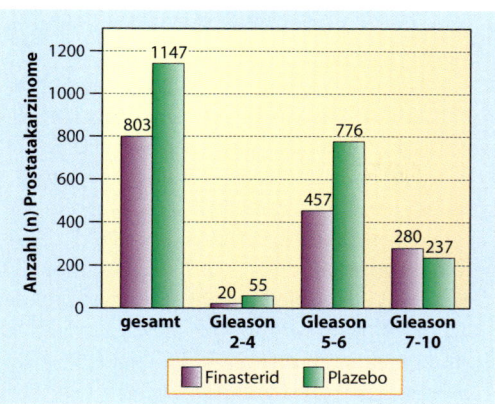

**Abb. 3.3:** Prostatakarzinome und Gleason-Score im PCPT.

Im Folgenden soll auf die einzelnen "Hypothesen" eingegangen werden:

- **Tumorinduktionshypothese:**
Sollte Finasterid wirklich höhergradige Karzinome induzieren, sollte man davon ausgehen können, dass Finasterid nicht nur nach dem ersten Studienjahr induktiv wirkt, sondern dass die Wirkstoffarmkurve und die Plazebokurve auch im weiteren Verlauf "auseinanderweichen" (Abb. 3.4a+b). Entsprechend wäre aufgrund des Dosiseffektes im weiteren Verlauf, also am Ende der Studie, mit einer Zunahme zu rechnen, dies ist jedoch nicht der Fall (Abb. 3.5). Auch die Tatsache, dass die höhergradigen Karzinome nur in den Verdachtsbiopsien häufiger entdeckt wurden, die aufgrund eines auffälligen PSA-Wertes bzw. DRU-Befundes veranlasst wurden, nicht jedoch bei den Abschlussbiopsien, spricht gegen diese Hypothese. Falls Finasterid tatsächlich höhergradige Tumore induzieren würde, sollte man davon ausgehen können, dass gerade in der Abschlussbiopsie vermehrt höhergradige Karzinome entdeckt würden. Dies war ebenfalls nicht der Fall (Abb. 3.6).

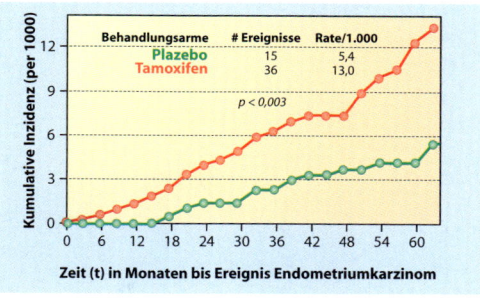

a

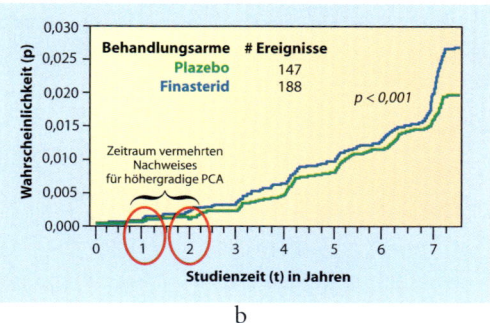

b

**Abb. 3.4a+b:** Verdeutlichung eines induktiven Effekts eines Medikamentes bezüglich einer Tumorinduktion (modifiziert nach Thompson). **a**) Tamoxifen und die Induktion von Endometriumkarzinomen, **b**) Finasterid: Zeitverlauf des Auftretens von höhergradigen Prostatakarzinomen im PCPT.

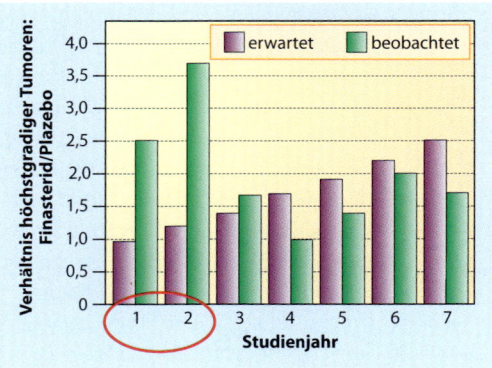

**Abb. 3.5:** Auftreten höhergradiger Prostatakarzinome im PCPT [39].

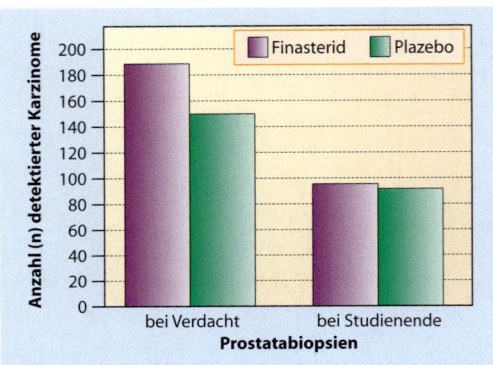

**Abb. 3.6:** Anzahl höhergradiger Karzinome im PCPT: Verdachtsbiopsie vs. Abschlussbiopsie.

- **"Pathohistologische Hypothese":**
Bekannterweise kann es unter Hormonablation zu histologischen Veränderungen in den Prostatakarzinomzellen kommen, die einen höheren Gleason-Grad vortäuschen [5, 8]. Die WHO hat daraufhin empfohlen, dass ein Gleasongrading nach Androgenentzug unterbleiben sollte [1]. Könnte Finasterid somit das Erscheinungsbild von Tumorzellen dahingehend verändert haben, dass diese maligner imponieren, als sie tatsächlich sind?

Zur Überprüfung dieser Hypothese wurden von einem uro-pathologischen Expertenpanel alle 141 Gleason 8-10 Biopsate der PCPT-Studie verblindet nachbegutachtet und hinsichtlich degenerativer Veränderungen bewertet. Mit 33 % war der Anteil der Proben, die aufgrund degenerativer Veränderungen als nicht graduierbar eingestuft wurden, sowohl im Finasteridarm als auch im Plazeboarm gleich hoch. Das Expertenpanel schloss daraus, dass Finasterid keine definierten histopathologischen Veränderungen von PCA-Gewebe bewirkt, die das Gewebe von unbehandeltem PCA-Gewebe unterscheidet.

Ferner wurden alle Biopsiepräparate mit Gleason 7-10 hinsichtlich verschiedener Marker der Tumoraggressivität untersucht. Die Ausdehnung und die Eigenschaften der bewerteten Gleason 7-10 Biopsiepräparate weisen auf eine geringere Tumoraggressivität unter Finasterid hin.

- **Hypothese "Verbesserte Detektion durch Volumenreduktion":**
Die Tumordetektionsrate und das Grading bei Biopsie korrelieren mit dem Verhältnis Tumor-/Prostatavolumen [13,23] - je höher dieses Verhältnis, desto höher die Detektionsrate bzw. desto exakter das Grading. In der PCPT-Studie betrug das mediane Prostatavolumen in der Finasteridgruppe 25,5 ml, in der Plazebogruppe 33,6 ml - ein Unterschied von 24 %. Die Anzahl der bei der Biopsie entnommenen Stanzen war bei Studienteilnehmern mit HG PCa in der Plazebogruppe und Finasteridgruppe gleich (6,6). Die Anzahl der Stanzen/Volumeneinheit ("sampling density") war somit bei Studienteilnehmern mit HG PCa in der Finasteridgruppe um 39 % (p = 0,006) höher als in der Plazebogruppe! Entnimmt man eine Sextantenbiopsie, so ist die Wahrscheinlichkeit, ein Karzinom in einer kleineren Prostata zu entdecken, höher, und somit auch die Möglichkeit, einen kleineren Herd eines entdifferenzierten Karzinoms mittels alleiniger, nicht-volumenadaptierter Sextantenbiopsie zu detektieren (Abb. 3.7).

Ein klarer Beleg dafür, dass es sich bei der nach Biopsie beobachteten höheren Rate an höhergradigen Tumoren unter Finasterid um eine systematische Erfassungsabweichung (Detektionsbias) handelt, ist die Tatsache, dass bei den im Placeboarm entdeckten Karzinomen nach radikaler Prostatektomie öfter eine Gleasonkorrektur nach oben erfolgen musste als im Finasteridarm. So wurde anhand der Prostatektomiepräparate bei 30,5 % der Fälle im Placeboarm (vs. 24,5 % Finasterid) ein "höhergradigeres" Karzinom gefunden als primär in der Biopsie festgestellt, seltener erfolgte eine Korrektur nach unten (12,5 % Placebo vs. 19,8 % Finasterid). Die Wahrscheinlichkeit, einen bei der Prostatektomie nachgewiesenen höhergradigen Tumor bei der Biopsie korrekt zu bestimmen, betrug somit 70 % unter Finasterid und nur 50 % unter Plazebo.

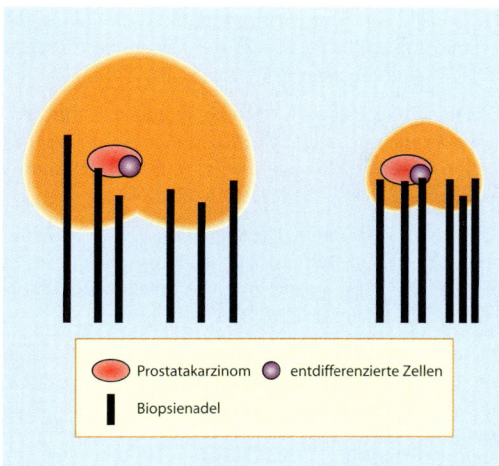

**Abb. 3.7:** Volumeneffekt von Finasterid und Prostatabiopsie.

Es ist aufgrund dieser systematischen Erfassungsabweichung (Detektionsbias) ferner nahe liegend anzunehmen, dass die tatsächliche präventive Wirkung von Finasterid größer ist als die in der Publikation ausgewiesenen 24,8 %.

Eine nochmalige Aufarbeitung der Biopsate und Histologien der PCPT-Studie konnte zeigen, dass Finasterid nicht für höhergradige Karzinome verantwortlich ist, die Morphologie der Tumoren nicht verändert. Es hat sich bei den oben beschriebenen Auffälligkeiten in der PCPT-Studie um ein Artefakt gehandelt. Die Detektion von Karzinomen wird durch die Volumenreduktion der Prostatadrüse im Therapiearm erleichtert. Finasterid könnte als erstes Medikament im Rahmen der Prävention des PCA eingesetzt werden, es ist hierfür jedoch (noch) nicht zugelassen. Bezogen auf die USA, so Thompson, könne durch eine solche Prävention das lebenslange Risiko für die Entwicklung eines Prostatakarzinoms von 17,3 % auf 13 % gesenkt werden.

## 3.3. Dutasterid

Aufgrund der erfolgversprechenden Daten des 5α-II-Reduktasehemmers Finasterid im PCPT, wurde die REDUCE-Studie (**R**eduction by **Du**tasteride of Prostate **C**ancer **E**vents) aufgelegt. Dutasterid ist ein unselektiver Hemmer beider Isoenzyme der 5α-Reduktase [6]. In retrospektiven Analysen von Studien, die die Wirkung von Dutasterid bei Patienten mit benigner Prostatahyperplasie unter-

sucht hatten, wurden die gleichen Daten hinsichtlich der Prostatakarzinominzidenz an diesen Probanden ausgewertet. Andriole et al. [2] kamen zu dem Ergebnis, dass die Inzidenz für ein PCA im Dutasteridarm niedriger war.

Die REDUCE-Studie ist auf vier Jahre angelegt, soll ca. 8000 Männer umfassen, die randomisiert entweder 0,5 mg/d Dutasterid oder Placebo bekommen. Die wichtigsten Unterschiede zwischen PCPT und sind in Tab. 3.2 dargestellt. Die wichtigsten Unterschiede sind: REDUCE ist international angelegt, es werden Männer mit hohem PCA-Risiko eingeschlossen.

| | PCPT | REDUCE |
|---|---|---|
| Patientenzahl (n) | 18.882 | ca. 8000 |
| Dauer der Studie (a) | 5,75[1] | 4 |
| Studienort | national (USA) | international |
| Probandenalter (a) | ≥ 55 | ≥ 50 |
| PSA-Wert (ng/ml) | < 3 | 2,5-10 |
| Baseline Biopsien | nein | ja |
| Follow-Up-Biopsie | bei Studienende | nach 2 und nach 4 Jahren |
| Agens | Finasterid | Dutasterid |
| gehemmtes 5α-Reduktaseisoenzym | Typ II | Typ I und II |

**Tab. 3.2:** Unterschiede im Studiendesign vom Prostate Cancer Prevention Trial (PCPT) und des Reduction by Dutasteride of Prostate Cancer Events-Trial (REDUCE). [1]PCPT war auf 7a angelegt, Studienende 15 Monate früher, da Studienziel erreicht.

Es bleibt abzuwarten, inwieweit Dutasterid die Ergebnisse des PCPT bestätigen wird. Wir dürfen gespannt sein, ob es auch in der REDUCE-Studie zum Phänomen der höhergradigen Prostatakarzinome kommt und ob nach Studienende Empfehlungen zur hormonellen, medikamentösen Prävention des PCA folgen werden.

### Literatur

1. Algaba F, Epstein JI, Aldape HC et al. Assessment of prostate carcinoma in core needle biopsy: Definition of minimal criteria for the diagnosis of cancer in biopsy material. Cancer 1996;78:376-81

2. Andriole GL, Roehrborn C, Schulman C et al. Effect of dutasteride on the detection of prostate cancer in men

with benign prostatic hyperplasia. Urology. 2004;64: 537-41

3. Andriole G, Bruchovsky N, Chung L, Matsumoto A, Rittmaster R, Roehrborn C, Russell D, Tindall D Dihydrotestosterone and the prostate: the scientific rationale for 5alpha-reductase inhibitors in the treatment of benign prostatic hyperplasia. J Urol. 2004 Oct;172(4 Pt 1):1399-403

4. Barrett-Connor E, Garland C, McPhillips JB, Khaw KT, Wingard DL A prospective, population-based study of androstenedione, estrogens, and prostatic cancer. Cancer Res 1990;50:169–73

5. Bostwick DG Prostatic adenocarcinoma following androgen deprivation therapy: the new difficulty in histologic interpretation. Anat Pathol 1998;3:1

6. Bramson HN, Hermann D, Batchelor KW et al. Unique preclinical characteristics of GG745, a potent dual inhibitor of 5AR. J Pharmacol Exp Ther 1997;282:1496-502

7. Bruchovsky N, Sadar MD, Akakura K, Goldenberg SL et al. Characterisation of gene expression in stroma and epithelium of human prostate. J Steroid Biochem Mol Biol 1996;59:397-404

8. Civantos F, Soloway MS, Pinto JE Histopathologic effects of androgen deprivation in prostatic cancer. Semin Urol Oncol 1996;14:22

9. Gelmann EP Molecular biology of the androgen receptor. J Clin Oncol 2002;20:3001-15

10. Ghanadian R, Puah CM, O'Donoghue EP Serum testosterone and dihydrotestosterone in carcinoma of the prostate. Br J Cancer 1979;39:696–99

11. Giovannucci E, Rimm EB, Stampfer MJ, Colditz GA, Willett WC Diabetes mellitus and risk of prostate cancer (United States). Cancer Causes Control. 1998;9:3–9

12. Gormley GJ, Stoner E, Bruskewitz RC, et al. The effect of finasteride in men with benign prostatic hyperplasia. The Finasteride Study Group. N Engl J Med 1992;327: 1185-91

13. Crawford ED, Hirano D, Werahera PN, et al. Computer modeling of prostate biopsy: tumor size and location - not clinical significance - determine cancer detection. J Urol. 1998;159:1260-4

14. Hammond GL Endogenous steroid levels in the human prostate from birth to old age: a comparison of normal and diseased tissues. J Endocrinol 1978;78:7–19

15. Hill P, Wynder El, Garbaczewski L, Garnes H, Walker ARP Diet and urinary steroids in black and white North American men and black South African men. Cancer Res 1995;39:5101

16. Hsing AW Hormones and prostate cancer: what's next? Epidemiol Rev 2001;23:42-58

17. Hudson RW Comparism of nuclear activities in the stromal and epithelial fractions of human prostatic tissue. J Steroid Biochem 1987; 26:349-53

18. Huggins C, Hodges CV Studies on prostatic cancer. I. The effect of castration, of estrogen and of androgen injection on serum phosphatases in metastatic carcinoma of the prostate. J Urol 1941;167:948-52

19. Iehlé C, Radvanyi F, Diez de Medina SG et al. Differences in steroid 5a-reductase iso-enzymes expression between normal and pathological human prostate tissue. J Steroid Biochem Mol Biol 1999;68:189-95

20. Jackson MA, Kovi J, Heshmat MY, Jones GW, Rao MS, Ahluwalia BS Factors involved in the high incidence of prostatic cancer among American blacks. Progr Clin Biol Res. 1981;53:111–32

21. Le Goff JM, Martin PM, Ojasoo T, Raynaud JP Nonmichaelian behaviour of 5a-reductase in human prostate. J Steroid Biochem 1989; 33:155-63

22. Marberger MJ Long-term effects of finasteride in patients with benign prostatic hyperplasia: a double-blind, Placebo-controlled, multicenter study. PROWESS Study Group. Urology 1998;51:677-86

23. Mariappan P, Chong WL, Sundram M, Mohamed SR. Increasing prostate biopsy cores based on volume vs the sextant biopsy: a prospective randomized controlled clinical study on cancer detection rates and morbidity. BJU Int 2004;94:307-10

24. McConnell JD, Bruskewitz R, Walsh P, et al The effect of finasteride on the risk of acute urinary retention and the need for surgical treatment among men with benign prostatic hyperplasia. Finasteride Long-Term Efficacy and Safety Study Group. N Engl J Med 1998;338:557-63

25. Meikle AW, Smith JA, West DW Familial factors affecting prostatic cancer risk and plasma sex-steroid levels. Prostate 1985;6:121–28

26. Montie JE, Pienta KJ Review of the role of androgenic hormones in the epidemiology of benign prostatic hyperplasia and prostate cancer. Urology 1994;43:892-99

27. Noble RL The development of prostatic adenocarcinoma in Nb rats following prolonged sex hormone administration. Cancer Res 1977;37:1929-33

28. Nomura AM, Kolonel LN Prostate cancer: a current perspective. Epidemiol Rev. 1991;13:200–27

29. Rennie PS; Bruchovsky N, McLoughlin MG, Batzhold FH, Dustan-Adams EE Kinetic analysis of 5a-reductase isoenzymes in benign prostatic hyperplasia. J Steroid Biochem 1983; 19:169-73

30. Roehrborn CG, Boyle P, Nickel JC et al. Efficacy and safety of a dual inhibitor of 5-alpha-reductase types 1 and 2 (dutasteride) in men with benign prostatic hyperplasia. Urology 2002;60:434-41

31. Ross RK, Pike MC, Coetzee GA, et al Androgen metabolism and prostate cancer:establishing a model of genetic susceptibility. Cancer Res 1998;58:4497-504

32. Ross RK, Bernstein L, Lobo RA, Shimizu H et al. 5a-reductase activity and risk of prostate cancer among Japanese and US White and Black males- Lancet 1992; 339:887-9

33. Ross R, Bernstein L, Judd H, Hanisch R, Pike M, Henderson B Serum testosterone levels in healthy young black and white men. J Natl Cancer Inst. 1986;76:45–8

34. Sakr WA, Grignon DJ, Crissman JD, Heilbrun LK, Cassin BJ, Pontes JJ et al. High grade prostatic intraepithelial neoplasia (HGPIN) and prostatic adenocarcinoma between the ages of 20–69: an autopsy study of 249 cases. In Vivo 1994; 8: 439–43.

35. Thigpen AE, Silver RI, Guileyardo JM et al. Tissue distribution and ontogeny of steroid 5a-reductase Isoenzyme expression. J Clin Invest 1993; 92:903-10

36. Thomas LN, Douglas RC, Vessey JP et al. 5a-reductase type 1 immunostaining is enhanced in prostate cancer tissue compared to BPH epithelium. J Urol 2003;170: 2019-25

37. Thompson IM, Goodman PJ, Tangen CM, Lucia MS, Miller G, Ford LG et al. The influence of finasteride on the development of prostate cancer. N Engl J Med 2003; 349:215-24

38. Thompson IM Jr, Kouril M, Klein EA et al. The Prostate Cancer Prevention Trial: Current status and lessons learned. Urology 2001;57:230-34

39. Thompson IM, Klein EA, Lippman SM, et al. Prevention of prostate cancer with finasteride: US/European perspective. Eur Urol. 2003 Dec;44(6):650-5. Review.

40. Vatten LJ, Ursin G, Ross RK, et al. Androgens in serum and the risk of prostate cancer: a nested case-control study from the Janus Serum Bank in Norway. Cancer Epidemiol Biomarkers Prev 1997;6:967–9

41. Vaughan D, Imperato-McGinley J, McConnell J, et al. Long-term (7 to 8-year) experience with finasteride in men with benign prostatic hyperplasia. Urology 2002;60: 1040-4

42. Wilson JD, Griffin JE, Russell DW Steroid 5-reductase 2 deficiency. Br J Cancer 1993;14:739-44

43. Wu CP, Gu FL The prostate in eunuchs. Prog Clin Biol Res 1991;370:249-55

# Diätetische Prävention des Prostatakarzinoms - Einfluss von Nahrungsfetten

# 4. Diätetische Prävention des Prostatakarzinoms - Einfluss von Nahrungsfetten

Vermutlich sind 10-70 % aller Krebserkrankungen auf Einflüsse aus der Ernährung zurückzuführen. Wie an anderer Stelle schon beschrieben, gibt es geographische Unterschiede hinsichtlich der Häufigkeit des Prostatakarzinoms (Abb. 4.1). In Autopsiestudien [6, 8, 9, 45] wurde gezeigt, dass die Inzidenz für ein latentes und klinisch inapparentes Prostatakarzinom (PCA) in den USA und ostasiatischen Ländern gleich ist. In den USA ist das Risiko ein klinisch signifikantes PCA zu entwickeln um den Faktor 80 erhöht, speziell für afroamerikanische Männer. Damit haben die USA die höchste Prostatakarzinominzidenz der Welt [30]. Bis heute ist unklar, wie aus einem latenten Prostatakarzinom ein klinisch relevantes wird bzw. welche Faktoren dafür verantwortlich sind. Die Ernährungsgewohnheiten bzw. die Nahrungszusammensetzung haben sich in den letzten 100 Jahren v.a. in den westlichen Industrieländern grundlegend verändert (Abb. 4.2a-c). Die unterschiedlichen Ernährungsgewohnheiten werden auch beim Prostatakarzinom als eine Ursache bezüglich der unterschiedlichen Häufigkeitsverteilung zwischen den Bevölkerungsgruppen angeschuldigt.

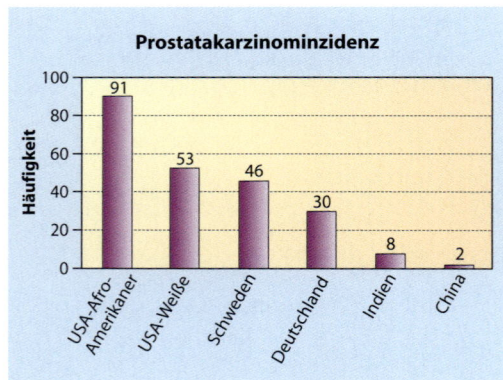

**Abb. 4.1:** Weltweite Inzidenz des Prostatakarzinoms (modifiziert nach Hamm).

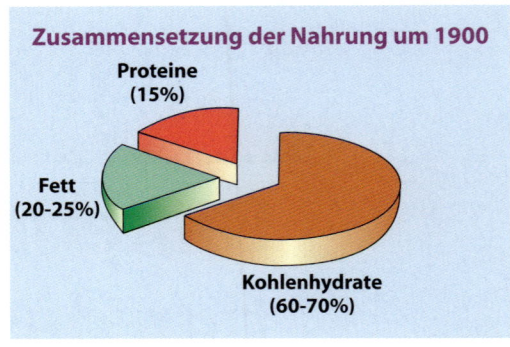

a

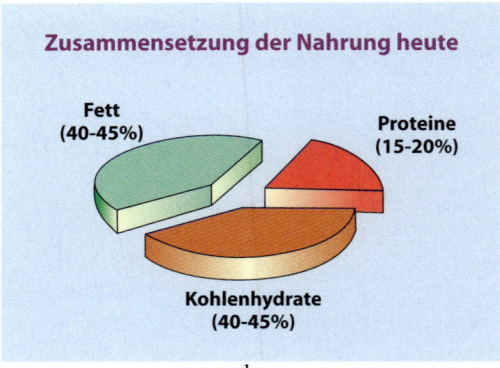

b

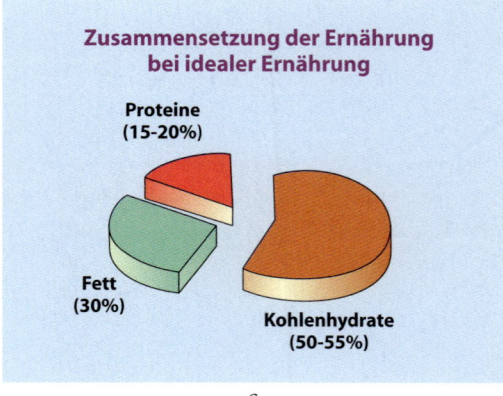

c

**Abb. 4.2a-c:** Zusammensetzung der Nahrung.

In ihren Heimatländern wohnende Japaner und Chinesen haben ein geringeres Risiko an einem PCA zur erkranken [42]. Ihre Ernährungsweise ist gekennzeichnet durch einen hohen Gehalt an faserreichen Nahrungsmitteln und einem hohen

Anteil an Phytoöstrogenen. Der Fettanteil ist erheblich niedriger als in anderen Ländern. So betrug die tägliche Kalorienaufnahme Ende der 90er Jahre in den USA 3600 kcal vs. 2900 kcal in Japan. Bemerkenswert ist dabei jedoch der Fettanteil in der Nahrung: 43 % in den USA vs. 25 % in Japan. Die "Western style-Diät", die reich an Fleisch, (tierischem) Fett und Milchprodukten ist, scheint einen Einfluss auf die PCA-Entstehung zu haben [33], obwohl nicht alle zu diesem Thema durchgeführten Studien einen Zusammenhang herstellen konnten.

Im Rahmen von Fallkontrollstudien konnte mehrfach eine signifikante Korrelation zwischen Fettkonsum und Inzidenz des Prostatakarzinoms gezeigt werden. Die Tatsache, dass in die USA emigrierende Japaner und Chinesen im Verlauf ein höheres Risiko bezüglich der Karzinomentstehung haben, unterstützt die These des Einflusses der Nahrung [33, 42, 47, 56]. Ob diese Ergebnisse durch eine höhere Anzahl an Screeninguntersuchungen bedingt sind, ist unklar, als alleinige Ursache für die unterschiedliche Inzidenz unter der ostasiatischen Bevölkerung können sie jedoch nicht angeschuldigt werden. Es gibt Untersuchungen bezüglich des Screeningverhaltens von weißen Amerikanern und Afro-Amerikanern die belegen, dass Weiße öfter zu Vorsorgeuntersuchungen gehen als Afro-Amerikaner. Falls eben geschilderte Theorie zutreffen würde, sollte die Inzidenz bei Weißen höher sein, das Gegenteil ist der Fall.

Nahrungsfett enthält als wichtigste Komponente Fettsäuren (FS), die gesättigt, einfach oder mehrfach ungesättigt sein können. Gesättigte FS können vom Körper synthetisiert werden, sind aber größtenteils Bestandteil der Nahrung. Einfach und mehrfach ungesättigte FS werden ebenfalls zu einem Großteil mit der Nahrung zugeführt, aber auch aus gesättigten FS umgewandelt. Lediglich mehrfach ungesättigte FS mit cis-Konfiguration und Doppelbindungen an bestimmten Positionen (n-3- oder n-6-FS, auch ω-3- bzw. ω-6-FS genannt) gehören zu den essentiellen FS, müssen dem Körper also zugeführt werden. Beide Gruppen von Fettsäuren sind zur Bildung von Strukturproteinen (Arachidonsäure, Eicosapentaensäure, Docosahexaensäure) der Zellmatrix und zur Bildung von regulatorisch wirksamen Eicosanoiden notwendig.

|  | Name | Derivate |
|---|---|---|
| n-6-Fettsäure | Linolsäure | Arachidonsäure |
| n-3-Fettsäure | α-Linolensäure | Eicosapentaensäure, Docosahexaensäure |

**Tab. 4.1:** Mehrfach ungesättigte Fettsäuren und deren Derivate.

| Fettsäure bzw. deren Derivate | hoher Gehalt in: |
|---|---|
| Linolsäure | Sonnenblumenöl, Maiskeimöl, Sojaöl |
| α-Linolensäure | Leinöl, Walnussöl, Rapsöl, Sojaöl |
| Eicosapentaensäure, Docosahexaensäure | fettem Seefisch (Hering, Makrele, Lachs) |

**Tab. 4.2:** Vorkommen der mehrfach ungesättigten Fettsäuren.

Vorweg ist zu sagen, dass die Datenlage zur diätetischen Prävention unübersichtlich und kontrovers ist. Meist stehen in vitro, Tiermodellstudien oder Humanstudien, welche signifikante Einflüsse von Ernährung und Krebsinzidenz nachweisen, zahlreiche Studien am Menschen gegenüber, die keine oder sogar negative Assoziationen herstellten. Diese oft erheblichen Unterschiede können evtl. wie folgt erklärt werden:

Die Krebsentstehung ist langwierig, multifaktoriell bedingt und sehr komplex. Für das Prostatakarzinom sind bisher lediglich das Alter und eine familiäre Häufung als Risikofaktoren beschrieben. Während der Krebsentstehungsphasen (Initiation, Promotion, Progression, Invasion) können Nahrungsbestandteile unterschiedliche Auswirkungen haben: hemmende Einflüsse, neutrale bzw. keinen Einfluss und fördernde Einflüsse. Daher gestaltet es sich schwierig, ein geeignetes Studiendesign zu entwerfen. Wie kann der tatsächliche Verzehr bestimmter Nahrungsbestandteile sichergestellt werden? Welche Dosis braucht der Mensch, welche schadet ihm? Am Beispiel protektive Wirkung von Omega-3-Fettsäuren lässt sich dies verdeutlichen: Sie sind in hohen Konzentrationen in fettem Seefisch vorhanden. Wenn jetzt in Deutschland eine solche Studie durchgeführt werden soll, wie wird sichergestellt, dass es sich tatsächlich um omega-3-fettsäurereichen Seefisch handelt und nicht etwa um in deutschen Fischzuchtbecken gezüchteten

Fisch. Denn die "omega-3-fettsäurereiche"-Fisch-art kann nur reich an dieser Fettsäure sein, wenn sie sich in ihrer natürlichen Umgebung ernähren konnte. Ähnliches gilt für andere Nahrungsbestandteile. Die Zusammensetzung der Ernährung ist so komplex, dass es sich sehr schwierig gestaltet einzelne "Kanzerogene" zu identifizieren. Nichtsdestotrotz soll nachfolgend ein Überblick über die derzeitige Datenlage bezüglich des Einflusses von Nahrungsfetten auf die PCA-Inzidenz gegeben werden:

Die Mehrzahl der zum Thema Fettaufnahme und Prostatakarzinom durchgeführten Studien zeigen, dass eine erhöhte totale Fettaufnahme signifikant mit einer erhöhten PCA-Inzidenz und -mortalität einhergeht [u.a. 1, 5, 22, 28, 37, 50, 58, 63, 65]. Andere hingegen sahen dies nicht [25, 29, 50, 64]. Bislang ist unklar, wie der Fettkonsum die Karzinomentstehung beeinflussen soll bzw. die Inzidenz gar erhöht. In Frage kommen u.a. eine Beeinflussung des Hormonhaushalts [4] und eine Erhöhung des oxidativen Stresses [26].

Severson [55] fand hingegen eine Korrelation zwischen Eiern, Margarine, Butter und Käse, Bosetti et al. [7] fanden einen Zusammenhang zwischen Milchprodukten, Butter und Pflanzenöl. Weitere vier Fallkontrollstudien wiesen nach, dass die Aufnahme von Milchprodukten und mehrfach ungesättigten Fettsäuren mit einer erhöhten PCA-Inzidenz einhergeht [16, 37, 63, 65]. Im Gegensatz dazu berichtet Freeman [15] über weniger agressive Prostatakarzinome bei höherem Serumlevel von mehrfach ungesättigten Fettsäuren. Whittemore, Heshmat, Kolonel (1988), West und Lee fanden in Fallkontrollstudien einen Zusammenhang zwischen erhöhtem PCA-Erkrankungsrisiko und erhöhter Zufuhr von gesättigten Fettsäuren [24, 32, 37, 65, 66]. Weitere Studien konnten diese Tatsache belegen und zusätzlich ein erhöhtes Risiko speziell für die Aufnahme von tierischem Fett nachweisen [19, 22, 40, 50, 59]. In einer Kohorten Studie konnte wiederum kein Nachweis eines Zusammenhangs zwischen gesättigten FS und PCA-Inzidenz hergestellt werden, jedoch sah man hier einen Zusammenhang mit erhöhtem Fettkonsum von rotem Fleisch [18]. Fleischkonsum als Risikofaktor wurde auch in Kohortenstudien in Japan und den Niederlanden gesehen [53, 55].

Essentielle Fettsäuren in Fisch scheinen das Tumorwachstum von Prostatakarzinomzellen in vivo und -vitro zu hemmen [61]. Studien aus Schweden und Neuseeland wiesen ein geringeres Risiko für die PCA-Entstehung bei Männern mit hohem Fischkonsum (n-3-Fettsäuren) nach [44, 61]. Terry et al. untersuchten die Ernährungsgewohnheiten von ca. 6000, durchschnittlich 56-jährigen, schwedischen Männern über einen Follow Up-Zeitraum von 30 Jahren. Solche, die sich fischarm ernährten, erkrankten doppelt bzw. dreimal so häufig an einem PCA als Männer mit regelmäßigem Nordmeerfischkonsum. Auch Norrish et al. konnten nachweisen, dass hohe Serumblutspiegel an diesen potentiell schützenden Fischfettsäuren das Risiko der Entstehung eines Prostatakarzinoms senken. Eine weitere zu diesem Thema durchgeführte Studie konnte keinen Zusammenhang herstellen [53]. Auch Mannisto [39] und Kristal [35], die kürzlich den Einfluss des Pro-Kopf-Fischkonsums und dessen Einfluss auf die PCA-Inzidenz untersuchten, fanden keinen klaren Zusammenhang zwischen Höhe der Serumspiegel von Fischfettsäuren und Krebsinzidenz. In Japan, einem der Länder mit dem höchsten pro Kopf Verbrauch an Fisch, konnten Sonada et al. [57] nachweisen, dass Männer mit einem hohen Fischkonsum (> 130 g/d) ein um 55 % erniedrigtes Risiko im Vergleich zu Männern mit geringem Fischkonsum (< 47 g/d) hatten, an einem Prostatakarzinom zu erkranken.

In den letzten Jahren hat sich das Interesse bezüglich Fettaufnahme und PCA-Inzidenz verlagert. War vor einigen Jahren noch die totale Fettaufnahme im Fokus der Forschung, werden jetzt zunehmend Studien publiziert, die den Einfluss von spezifischen Fetten untersuchen. Im Mittelpunkt dieser Studien stehen u.a. die mehrfach ungesättigten Fettsäuren (n-3- und n-6-Fettsäuren). Hohe Konzentrationen von n-3-Fettsäuren finden sich in fettem Seefisch (Lachs, Hering, Makrele). Die Derivate der α-Linolensäure (n-3-FS), Eicosapentaensäure und Docosahexaensäure, hemmen das Tumorzellwachstum in Tiermodellen und Zellinien des Prostatakarzinoms [52]. Langkettige n-6-FS (Linolsäure) hingegen verstärken das Wachstum von Prostatakarzinomzellen [12]. Die Datenlage ist unschlüssig: viele Studien konnten einen protektiven Effekt von n-3-Fettsäuren oder Fisch gegenüber der Karzinomentstehung nachweisen [2,

38, 44, 61], andere kamen nicht zu einem solchen Ergebnis [27, 53, 55]. Die Rolle der Fischfette ist abschließend nicht eindeutig geklärt. Interessant ist die These von Terry et al. 2004, die beobachteten, dass Studien aus Ländern mit geringem pro Kopf Fischkonsum eher zu "schwachen" Studienergebnissen kommen, d.h. keine Korrelation zwischen Fischfettkonsum und PCA-Inzidenz herstellen können. Studien hingegen aus Ländern mit hohem pro Kopf Konsum können öfter einen Zusammenhang herstellen.

Zur Zeit kann aufgrund der unklaren Datenlage noch keine Empfehlung ausgesprochen werden. Mehrfach ungesättigte Fettsäuren scheinen einen Einfluss auf die Karzinogenese des PCA zu haben (Abb. 4.3). Ob eine Diät mit ihnen erfolgversprechend ist, welche Fettsäure besser geeignet ist und welche Mengen hierzu in Bezug auf die Prävention des Prostatakarzinoms notwendig sind, steht noch nicht fest.

Abschließend ist folgende Beobachtung äußerst interessant: Die Prostatakarzinominzidenz in Saudi-Arabien ist vergleichsweise niedrig und das bei beeindruckend hohem Fettanteil in der Ernährung (50 %). Eventuell ist die höhere UV-Einstrahlung für die niedrigere Inzidenz verantwortlich und übt einen protektiven Effekt aus. Frühere Studien [13, 46, 48, 49, 54] konnten zeigen, dass eine reduzierte Sonneneinstrahlung und ein erniedrigter Calcitriolspiegel mit einer erhöhten Prostatakarzinominzidenz einhergehen.

Inwieweit auch Milchkonsum bzw. Aufnahme von Milchprodukten die Prostatakarzinomentstehung beeinflusst, war Gegenstand vieler Studien. Ebenso wurde der Einfluss von Calcium und Vitamin D untersucht, jeweils in Milch enthalten (☞ Tab. 4.3). Eine Vielzahl konnten einen Zusammenhang zwischen Milchkonsum und PCA-Risiko herstellen [10, 20, 23, 36, 51, 59, 63, 41], andere wiederum nicht [3, 14, 53, 55, 60]. Giovannucci beschrieben 1998 in der Health Professionals Follow Up Studie ein höheres Risiko an einem fortgeschrittenen PCA zu erkranken für die Männer, die viel Calcium zu sich nahmen. Das relative Risiko für diese Gruppe wurde mit 3,0 angegeben. Wahrscheinlich ist die höhere Inzidenz dadurch bedingt, dass hohe Mengen an Calcium den Umwandlungsprozess von Vitamin D in die aktive Form Calcitriol hemmt. Dieser Mangel an aktivem Vitamin D ist nachgewiesenermaßen ein Risikofaktor für die Entstehung eines PCA [13, 46, 48, 49, 54].

| 100 g Kuhmilch enthalten u.a.: | | | |
|---|---|---|---|
| Inhaltsstoff | Vollfett-milch | fettarme Milch | entrahm-te Milch |
| Fett | 3,50 g | 1,60 g | 0,10 g |
| einfach unge-sättigte Fett-säuren (FS) | 1,05 g | 0,48 g | 0,03 g |
| gesättigte FS | 2,12 g | 0,97 g | 0,06 g |
| mehrfach un-gesättigte FS | 0,12 g | 0,05 g | < 0,01g |
| kcal | 64 | 48 | 36 |
| Calcium | 120 mg | 120 mg | 120 mg |
| Vitamin D | 0,17 µg | 0,03 µg | 0,01 µg |

*Tab. 4.3:* Ausgewählte Inhaltsstoffe von Kuhmilch.

Die Deutsche Gesellschaft für Ernährung (DGE) empfiehlt eine ausgewogene Ernährung. Westliche Europäer sollten die Ernährung an die mediterrane bzw. asiatische Küche anpassen und damit den hohen Anteil tierischer Fette senken sowie den geringen Anteil an Ballaststoffen, ungesättigten Fettsäuren und Vitaminen erhöhen. Die Änderung der Lebensweise ist in Hinblick auf die Kosten eines

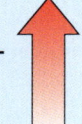

- Hoher Verzehr mehrfach ungesättigter Fettsäuren (FS), v.a n-3-Fettsäuren (Seefisch)
- Verhältnis mehrfach ungesättigter FS zu einfach ungesättigter > 0,43

**Prostatakarzinom-risiko**

- Gesamtnahrungsfett
  - gesättigte Fettsäuren
  - Fleisch, v.a. rotes Fleisch
  - Milchprodukte

*Abb. 4.3:* Mögliche Einflüsse des Ernährungsverhaltens auf das Risiko der Prostatakarzinomentstehung.

Präventivprogramms die günstigste Lösung, allzumal der hohe Fettanteil Risikofaktor für weitere Erkrankungen (u.a. Herz, Gefäß, andere Krebserkrankungen) ist. Der Einfluss der Nahrungsfette auf die PCA-Entstehung ist wahrscheinlich erheblich, jedoch im Rahmen des multifaktoriellen Geschehens der Karzinomentwicklung nur ein "Mosaikstein".

## Literatur

1. Armstrong B, Doll R. Environmental factors and cancer incidence and mortality in different countries, with special reference to dietary practices. Int J Cancer. 1975; 15:617–31.

2. Augustsson K, Michaud DS, Rimm EB et al. A prospective study of intake of fish and marine fatty acids and prostate cancer. Cancer Epidemiol Biomarkers Prev 2003; 12:64–7.

3. Balaji KC, Huryk RF, Verhulst S, Fair WR. Growth of heterotopic LNCaP prostate cancer tumor in nude mice is not affected by dietary calcium. Prostate. 2001;48: 265–73.

4. Bishop GA, McMillan MS, Haughton G, Frelinger JA. Signaling to a B-cell clone by Ek, but not Ak, does not reflect alteration of Ak genes Immunogenetics. 1988;28: 184–92.

5. Blair A, Fraumeni JF. Geographic patterns of prostate cancer in the United States. J Natl Cancer Inst. 1978;61: 1379–84.

6. Boring CC, Squires TS, Tong T. Cancer statistics. CA Cancer J Clin. 1993;43:7–26.

7. Bosetti C, Tzonou A, Lagiou P, Negri E, Trichopoulos D, Hsieh CC. Fraction of prostate cancer incidence attributed to diet in Athens, Greece. Eur J Cancer Prev. 2000;9:119–23.

8. Breslow N, Chan CW, Dhom G, et al. Latent carcinoma of prostate at autopsy in seven areas. Int J Cancer 1977;20:680–88.

9. Carter BS, Carter HB, Isaacs JT. Epidemiologic evidence regarding predisposing factors to prostate cancer. Prostate 1990;16:187–97.

10. Chan JM, Giovannucci E, Andersson SO, Yuen J, Adami HO, Wolk A. Dairy products, calcium, phosphorous, vitamin D, and risk of prostate cancer (Sweden) Cancer Causes Control. 1998;9:559 –66.

11. Chan JM, Giovannucci EL Dairy products, calcium, and vitamin D and risk of prostate cancer. Epidemiol Rev 2001;23:87–92.

12. Connolly JM, Coleman M, Rose DP. Effects of dietary fatty acids on DU145 human prostate cancer cell growth in athymic nude mice. Nutr Cancer 1997;29:114–9.

13. Corder EH, Guess HA, Hulka BS et al. Vitamin D and prostate cancer: a prediagnostic study with stored sera. Cancer Epidemiol Biomarkers Prev 1993; 2:467-72.

14. Ewings P, Bowie C A case-control study of cancer of the prostate in Somerset and east Devon. Br J Cancer. 1996;74:661–66.

15. Freeman VL, Meydani M, Yong S, et al. Prostatic levels fatty acids and the histopathology of localized prostate cancer. J Urol. 2000;164:2168–72.

16. Ghadirian P, Lacroix A, Maisonneuve P, et al. Nutritional factors and prostate cancer: a case-control study of French Canadians in Montreal, Canada. Cancer Causes Control. 1996;7:428–36.

17. Giovannucci E, Rimm EB, Colditz GA, et al. A prospective study of dietary fat and risk of prostate cancer. Natl Cancer Inst. 1993;85:1571–79.

18. Giovannucci EG, Ascherio A,Rimm EB, Stampfer MJ,Colditz G,Wallett WC. Intake of carotinoids and retinol in relation to risk of prostate cancer. J Natl Cancer Inst 1995; 87:1767–76.

19. Graham S, Haughey B, Marshall J, et al. Diet in the epidemiology of carcinoma of the prostate gland. J Natl Cancer Inst. 1983;70:687–92.

20. Grant WB. An ecologic study of dietary links to prostate cancer. Altern Med Rev. 1999;4:162–9.

21. Hamm M, Gronau E, Harzmann R, Weckermann D. Möglichkeiten der Prävention des Prostatakarzinoms Arzt und Krankenhaus 2005;5:142-45.

22. Hayes RB, Ziegler RG, Gridley G, et al. Dietary factors and risks for prostate cancer among blacks and whites in the United States. Cancer Epidemiol Biomarkers Prev. 1999;8:25–34.

23. Hebert JR, Hurley TG, Olendzki BC, Teas J, Ma Y, Hampl JS. Nutritional and socioeconomic factors in relation to prostate cancer mortality: a cross-national study. J Natl Cancer Inst. 1998;90:1637–47.

24. Heshmat MY, Kaul L, Kovi J, et al. Nutrition and prostate cancer: a case-control study. Prostate. 1985;6:7–17.

25. Hirayama T. Epidemiology of prostate cancer with special reference to the role of diet. Natl Cancer Inst Monogr.1979;53:149–55.

26. Ho PJ, Baxter RC. Insulin-like growth factor-binding protein-2 in patients with prostate carcinoma and benign prostatic hyperplasia. Clin Endocrinol (Oxford). 1997;46:333–42.

27. Holmes MD, Hunter DJ, Colditz GA, et al. Association of dietary intake of fat and fatty acids with risk of breast cancer. JAMA 1999;281:914–20.

28. Howell MA. Factor analysis of international cancer mortality data and per capita food consumption. Br J Cancer.1974;29:328–36.

29. Hsing AW, McLaughlin JK, Schuman LM, et al. Diet, tobacco use, and fatal prostate cancer: results from the Lutheran Brotherhood Cohort Study. Cancer Res. 1990; 50:6836–40.

30. Jemal A, Murray T, Samuels A, Ghafoor A, Ward E, Thun MJ. Cancer statistics, 2003. CA Cancer J Clin. 2003;53:5–26.

31. Kesteloot H, Lesaffre E, Joossens JV Dairy fat, saturated animal fat, and cancer risk. Preventive Medicine 1991; 20:226-36.

32. Kolonel LN, Hinds MW, Hankin JH Cancer patterns among migrant and native-born Japanese in Hawaii in relation to smoking, drinking and dietary habits. In: Gelboin HV, MacMahon M, Matsushima T, Takayam S, Takebe H (eds.): Genetic and environmental factors in experimental and human cancer. Japan Scientific Societies Press, Tokyo (1980) 327-340.

33. Kolonel LN, Yoshizawa CN, Hankin JH. Diet and prostatic cancer: a case-control study in Hawaii. Am J Epidemiol. 1988;127:999–12.

34. Kolonel LN. Nutrition and prostate cancer. Cancer Causes Control. 1996;7:83– 84.

35. Kristal AR, Cohen JH,Qu P, Stanford JL Associations of energy, fat, calcium, and vitamin D with prostate cancer risk. Cancer Epidemiol Biomarkers Prev. 2002;11: 719–25.

36. La Vecchia C, Negri E, D'Avanzo B, Franceschi S, Boyle P. Dairy products and the risk of prostatic cancer. Oncology 1991;48:406–10.

37. Lee MM, Wang RT, Hsing AW, Gu FL, Wang T, Spitz M. Case-control study of diet and prostate cancer in China. Cancer Causes Control 1998;9:545–52.

38. Maillard V, Bougnoux P, Ferrari P, et al. n–3 and n–6 fatty acids in breast adipose tissue and relative risk of breast cancer in a case-control study in Tours, France. Int J Cancer 2002;98:78–83.

39. Mannisto S, Pietinen P, Virtanen MJ, Salminen I, Albanes D, Giovannucci E, Virtamo J Fatty acids and risk of prostate cancer in a nested case-control study in male smokers. Cancer Epidemiol Biomarkers Prev 2003;12: 1422–28.

40. Mettlin C, Selenskas S, Natarajan N, Huben R. Beta-carotene and animal fats and their relationship to prostate cancer risk. A case-control study. Cancer. 1989;64: 605–12.

41. Michaud DS, Augustsson K, Rimm EB, Stampfer MJ, Willet WC, Giovannucci E. A prospective study on intake of animal products and risk of prostate cancer. Cancer Causes Control. 2001;12:557–67.

42. Muir CS, Nectoux J, Staszewski J. The epidemiology of prostatic cancer: geographical distribution and time-trends. Acta Oncol 1991;30:133-40.

43. Newcomer LM, King IB, Wicklund KG, Stanford JL. The association of fatty acids with prostate cancer risk. Prostate 2001;47:262–68.

44. Norrish AE, Skeaff CM, Arribas GL, Sharpe SJ, Jackson RT. Prostate cancer risk and consumption of fish oils: a dietary biomarker-based case-control study. Br J Cancer 1999;81:1238–42.

45. Oishi K, Yoshida O, Schroeder FH. The geography of prostate cancer and its treatment in Japan. Cancer Surv. 1995;23:267–80.

46. Peehl DM. Vitamin D and prostate cancer risk. Eur Urol 1999;35(5–6):392–94.

47. Pienta KJ, Goodson JA, Esper PS. Epidemiology of prostate cancer: molecular and environmental clues. Urology 1996;48:676–83.

48. Polek TC, Weigel NL. Vitamin D and prostate cancer. J Androl 2002;23:9 –17.

49. Preece MA, Tomlinson S, Ribot CA, Pietrek J, Korn HT Studies of vitamin D deficiency in man. Q J Med 1975; 176:575-89.

50. Ramon JM, Bou R, Romea S, et al. Dietary fat intake and prostate cancer risk: a case-control study in Spain. Cancer Causes Control. 2000;11:679–85.

51. Rodriguez C, McCullough ML, Mondul AM et al. Calcium, dairy products, and risk of prostate cancer in a prospective cohort of United States men. Cancer Epidemiol Biomarkers Prev 2003;12:597– 603.

52. Rose DP, Connolly JM Omega-3 fatty acids as cancer chemopreventive agents. Pharmacol Ther 1999;83: 217–44.

53. Schuurman AG, van den Brandt PA, Dorant E, Goldbohm RA. Animal products, calcium and protein and prostate cancer risk in The Netherlands Cohort Study. Br J Cancer 1999;80:1107–13.

54. Schwartz GG, Hulka BS. Is vitamin D de.ciency a risk factor for prostate cancer? Anticancer Res.1990;10(5A): 1307–11.

55. Severson RK, Nomura AM, Grove JS, Stemmermann GN. A prospective study of demographics, diet, and prostate cancer among men of Japanese ancestry in Hawaii. Cancer Res 1989;49:1857–60.

56. Shimizu H, Ross RK, Bernstein L, Yatani R, Henderson BE, Mack TM. Cancers of the prostate and breast among japanese and white immigrants in Los Angeles County. Br J Cancer. 1991;63:963–6.

57. Sonoda T, Nagata Y, Mori M, Miyanaga N, Takashima N, Okumura K, Goto K, Naito S, Fujimoto K et al. A case-control study of diet and prostate cancer in Japan: possible protective effect of traditional Japanese diet. Cancer Sci 2004;95:238–42.

58. Talamini R, Franceschi S, La Vecchia C, Serraino D, Barra S, Negri E. Diet and prostatic cancer: a case-control study in northern Italy. Nutr Cancer. 1992;18:277–86.

59. Talamini R, La Vecchia C, Decarli A, Negri E, Franceschi S. Nutrition, social factors and prostatic cancer in a Northern Italian population. Br J Cancer. 1986;53:817–21.

60. Tavani A, Gallus S, Franceschi S, La Vecchia C. Calcium, dairy products, and the risk of prostate cancer. Prostate 2001;48:118–21.

61. Terry P, Lichtenstein P, Feychting M, Ahlbom A, Wolk A. Fatty fish consumption and risk of prostate cancer. Lancet 2001;357:1764–6.

62. Terry PD, Terry JB, Rohan TE Long-Chain (n-3) Fatty Acid Intake and Risk of Cancers of the Breast and the Prostate: Recent Epidemiological Studies, Biological Mechanisms, and Directions for Future Research. J. Nutr 2004;134:3412–20.

63. Tzonou A, Signorello LB, Lagiou P, Wuu J, Trichopoulos D; Trichopoulou A. Diet and cancer of the prostate: a casecontrol study in Greece. Int J Cancer. 1999; 80:704–8.

64. Veierod MB, Laake P, Thelle DS. Dietary fat intake and risk of prostate cancer: a prospective study of 25,708 Norwegian men. Int J Cancer. 1997;73:634–8.

65. West DW, Slattery ML, Robison LM, French TK, Mahoney AW Adult dietary intake and prostate cancer risk in Utah: a case-control study with special emphasis on aggressive tumors. Cancer Causes Control. 1991;2:85–94.

66. Whittemore AS, Kolonel LN, Wu AH, et al. Prostate cancer in relation to diet, physical activity, and body size in blacks, whites, and Asians in the United States and Canada. J Natl Cancer Inst. 1995;87:652–61.

# Freie Radikale, Antioxidantien, Vitamine und Spurenelemente

# 5. Freie Radikale, Antioxidantien, Vitamine und Spurenelemente

## 5.1. Freie Radikale, oxidativer Stress und Karzinogenese

Karzinogenese, kardiovaskuläre Erkrankungen, Diabetes mellitus und auch der Alterungsprozess sind nur einige Phänomene, die direkt oder indirekt mit der Wirkung von freien Radikalen in Verbindung gebracht werden. Freie Radikale (FR) sind hochreaktive Atome oder Moleküle, die ein oder mehrere freie, unpaare Elektronen auf der äußeren Schale besitzen. Die FR können mit anderen Molekülen interagieren und diesen ein Elektron entziehen, so dass diese Zellen über die damit verbundene Oxidation dem sogenannten "oxidativen Stress" ausgesetzt sind [1]. Das Superoxid-Anion $^{\bullet}O_2^{-}$ und das Hydroxyl-Radikal $^{\bullet}OH$ stellen bekannte Beispiele für Sauerstoff-Radikale, das Stickstoffmonoxid $^{\bullet}NO$ (auch als $^{+}NO$ oder $^{-}NO$ vorkommend) ein Beispiel für Stickstoff-Radikale. Die Sauerstoff-Radikale werden zusammen mit dem Wasserstoffperoxid ($H_2O_2$) als reaktive Sauerstoffspezies (ROS), die Stickstoff-Radikale und das nicht-radikale Peroxinitrit ($ONOO^{-}$) werden als reaktive Stickstoffspezies (RNS) bezeichnet.

Die oxidative Phosphorylierung im Rahmen der zellulären Energiegewinnung durch die ATP-Synthese in den Mitochondrien stellt die größte Quelle der ROS dar. Im Rahmen des Elektronenflusses in der inneren Mitochondrienmembran kommt es zu einem Leakage von Elektronen, die nach Übertragung auf ein Sauerstoffmolekül zur Bildung der Superoxid-Anionen führen. Durch Dismutation resultiert das stabile $H_2O_2$, welches wiederum durch die katalytische Wirkung von $Fe2^{+}$ oder anderer Metalle (Fenton-Reaktion) in das kurzlebige, aber hochreaktive Hydroxylradikal umgewandelt werden kann. Der intrazelluläre ROS-Gehalt ist somit abhängig

1. von dem mit der Stoffwechselintensität eng verbundenen Elektronenfluss und -leckage,

2. dem Ausmaß des Elektronen-Leakage, und

3. der Anwesenheit Fenton-reaktiver Metalle.

Alle drei genannten Faktoren beeinflussen wesentlich die nachfolgend dargestellten potentiellen Schäden der ROS an den wichtigen Biomolekülen DNA/RNA, Proteinen, Lipiden und Kohlenhydraten.

Die DNA-schädigende Wirkung der ROS/RNS manifestiert sich in der Ausbildung von 8-Hydroxyguanin und anderer Basenmodifikationen, die zu verändertem Basenpaarungsverhalten mit der Induktion von Einzel- und Doppelstrangbrüchen sowie DNA-Addukten führt, die über somatische Mutationen zu signifikanten Dysfunktionen und abhängig vom Ausmaß der Schädigung nachfolgend zu Apoptose oder Ausbildung maligner Zellen führt [2]. Unter den Proteinen stellen vor allem die Thiolgruppen der Cysteinreste einen Angriffspunkt der ROS mit der Ausbildung von intra- und intermolekularen Disulfidbrücken und konsekutiver Formation von Proteinaggregaten dar. Lipidschäden werden durch eine Kaskade der Lipidperoxydation verursacht, die über eine Alteration der Eigenschaften von Membranlipiden die Permeabilität der Zellmembran verändert, wodurch z.B. fetthaltige Lipidproteinpartikel von den Makrophagen in der Gefäßwand aufgenommen werden und zur Ausbildung der Arteriosklerose beitragen.

Im Rahmen der Tumorgenese führen FR selbst oder Folgeprodukte der Lipidperoxidation (Malondialdehyd oder 4-Hydroxynonenal) zu Mutationen krebsassoziierter Gene und posttranslationaler Modifikation von Proteinen über Phosphorylierung oder Nitrosylierung. Zudem können FR in die Signaltransduktionskaskade der zellulären Proliferation über die Induktion der Proto-Onkogene cFOS, cJUN und cMYC eingreifen. $H_2O_2$ führt in Anwesenheit eines Peroxydationsaktivators zu einer Chromosomenfragmentation, das Hydroxalradikal (HO•) oder das Peroxynitrit bedingen einen direkten oxidativen Schaden bzw. eine Nitrierung der DNA-Basen sowie eine Schädigung der DNA-Reparaturenzyme, der Apoptosemodulatoren sowie des p53 mit konsekutiver Deregulierung der zellulären Proliferationskontrolle [3]. Neben den genannten Phänomenen können auch genetische Polymorphismen verschiedener in die Inaktivierung schädlicher Superoxidanionen involvierter Enzyme zu einem erhöhten Krebsrisiko beitragen. So tragen Polymorphismen der mangan-abhängigen Superoxiddismutase dazu bei, dass die im Rahmen der mitochondrialen Atmung entstehenden Superoxidanionen nicht ausreichend detoxifiziert werden und mutagene DNA-Schäden auslösen können.

## 5.2. Ernährung und freie Radikale

Eine Vielzahl von epidemiologischen Studien belegt, dass der reichliche Verzehr von Obst und Gemüse zu einem deutlich reduzierten Auftreten maligner sowie kardiovaskulärer Erkrankungen beiträgt [4]. Diese präventive Wirkung wird in erster Linie den in den pflanzlichen Lebensmitteln vorkommenden sekundären Pflanzenstoffen zugeschrieben. Die sekundären Pflanzenstoffe werden unter natürlichen Bedingungen von Pflanzen in Blättern, Blüten und Früchten synthetisiert, um sie vor Stressfaktoren wie UV-Licht, Mikroorganismen und Insekten zu schützen. In den letzten beiden Jahrzehnten konnten insbesondere für die beiden Pflanzeninhaltsstoffe Karotinoide und Polyphenole aufgrund ihres antioxidativen Potentials im lipophilen und hydrophilen Bereich gesundheitsrelevante Wirkungen beim Menschen nachgewiesen werden.

Zunächst wurde in in-vitro Studien die antioxidative Kapazität verschiedener Isomere der Karotinoide, Polyphenole und Chlorophylle analysiert [5, 6]. Dabei zeigte sich generell eine hohe antioxidative Kapazität für eine Vielzahl der die genannten Stoffe enthaltenden Pflanzen. Unbeantwortet bleibt jedoch die Frage, ob die in-vitro Resultate ohne weiteres auf den Menschen übertragen werden können, in welcher Dosierung die Radikalenfänger zugeführt werden müssen und ob und in welchem Ausmaß die Pflanzenstoffe überhaupt vom Organismus resorbiert werden.

Aber auch erste allgemeine klinische Studien zur potentiellen präventiven Effektivität der Lycopene führten zu kontroversen Resultaten [7, 8]. Die tägliche Zufuhr von 5 mg Lycopen in Form von Tomaten, Tomatensaft oder Tomateneleoresin-Kapseln führte nur in den beiden letztgenannten Gruppen zu einer signifikanten Erhöhung der Lycopen-Plasmakonzentration, während der Verzehr von Tomaten keinen Effekt auf die Plasmakonzentrationen hatte. In-vitro Studien zur antioxidativen Kapazität der Lycopene zeigten, dass in

keiner der 3 Gruppen eine signifikante Veränderung zu den prätherapeutischen Werten erzielt werden konnte [8]. In einer weiteren klinischen Studie hingegen stiegen nach 2-wöchiger Lycopenzufuhr sowohl die Plasmakonzentrationen als auch die antioxidative Kapazität signifikant an [7].

## 5.3. Karotinoide und Lycopene beim Prostatakarzinom

Karotinoide stellen eine Gruppe von mehr als 600 pflanzlichen Inhaltsstoffen dar, die bei fetthaltiger Nahrung nahezu komplett resorbiert und in die verschiedenen Organsysteme des Menschen abgelagert werden [9]. Die biologische Aktivität der Karotinoide ist noch nicht ausreichend aufgeklärt. Während α- und β-Karotin sowie das β-Cryproxanthin nach Metabolisierung in biologisch aktive Vitamin A Verbindungen umgewandelt werden, übt die überwiegende Mehrzahl der Karotinoide einen antioxidativen Effekt aus wie eingangs beschrieben. Epidemiologische Studien weisen keinen Zusammenhang zwischen der täglich aufgenommenen Menge an α- oder β-Karotin bzw. dem Gesamtkarotinverzehr und dem Prostatakarzinomrisiko nach; auch in 3 großen prospektiven Studien zur präventiven Effektivität von Karotinoiden bei anderen soliden Karzinomen konnte keine Reduktion des Erkrankungsrisikos nachweisen. Lediglich für die Lycopene existieren in der Literatur Hinweise eines präventiven Effekts auf das Erkrankungsrisiko [9-16].

Lycopene sind ungesättigte Isomere des β-Caroten, das in Tomaten, roten Früchten und Gemüsesorten vorkommt. Unter in-vitro Bedingungen und an Tiermodellen üben Lycopene über die Hemmung der IGF-1 vermittelten Proliferationsstimulation eine antineoplastische Aktivität aus, so dass eine Verifizierung dieser Beobachtungen unter klinischen in-vivo Bedingungen sinnvoll erscheint. Epidemiologische Fall-Kontroll-Studien wiesen nach, dass die normale tägliche Aufnahme von Lycopenen und tomatenhaltigen Lebensmitteln bei gesunden Männern deutlich höher liegt als bei Patienten mit Prostatakarzinom, so dass den Lycopenen durchaus ein präventiver Effekt zukommen könnte. Einschränkend muss vermerkt werden, dass die vermehrte Aufnahme von Tomatenprodukten lediglich einen protektiven Effekt bezüglich der Entwicklung eines aggressiven PCA sowie eines PCA in höherem Lebensalter auszuüben scheint.

In insgesamt 5 weiteren prospektiven epidemiologischen klinischen Untersuchungen bei Patienten mit bereits diagnostiziertem PCA wurde nachgewiesen, dass die Jahre vor Diagnosestellung gemessenen Lycopen - Plasmaspiegel bei Patienten mit späterer PCA - Entwicklung signifikant geringer waren als bei den weiterhin gesunden Männern. In

einer Studie wurden hohe Lycopenspiegel mit einem 44 % geringeren Risiko eines lokal fortgeschrittenen PCA gegenüber der Placebogruppe assoziiert [11], während ein derart deutlicher Zusammenhang in den anderen klinischen Untersuchungen [12-16] nicht nachvollzogen werden konnten (Tab. 5.1). Trotz dieser stimulierenden Resultate muss festgehalten werden, dass derzeit keine prospektiv randomisierten klinischen Stu-

| Substanz | Wirkmechanismus | PCA-Risiko |
|---|---|---|
| Vitamin A | • Hemmung der zellulären Proliferation | • kein Hinweis auf präventiven Effekt |
| Vitamin E | • Antioxidans<br>• Hemmung der zellulären Proliferation | • Reduktion des PCA-Risikos um 32 % ($\alpha$-Tocopherol 50 mg/die) |
| Vitamin D | • Hemmung zellulärer Proliferation, Metastasierung und Neovaskularisation<br>• Apoptoseförderung bei PCA-Zelllinien | • signifikante Assoziation zwischen niedrigen Vitamin D Serumspiegeln und PCA-Risiko<br>• keine prospektive Studie mit Beweis eines präventiven Effekts |
| Karotinoide | • Vitamin A-Aktivität<br>• Immunmodulation | • keine signifikante Assoziation von diätetischem $\beta$-Karotin und Gesamt-Karotinoide<br>• keine signifikante Assoziation zwischen Serumspiegel und PCA Risiko |
| Lycopene | • Antioxidans,<br>• Immunmodulation,<br>• Hemmung mitogener IGF-1 Effekte | • Assoziation von niedrigen Lycopen-Plasmaspiegeln mit PCA-Entwicklung<br>• kein gesicherter präventiver theraputischer Effekt auf PCA-Entwicklung<br>• kein therapeutischer bei fortgeschrittenem PCA |
| Selen | • Antioxidans<br>• Antiproliferation und Apoptoseförderung klonaler PCA-Herde<br>• Zellzyklusarrest an G1/S-Phase | • significant geringere prädiagnostische Selen-Serumspiegel<br>• signifikante Reduktion der Inzidenz des Magen- und Ösophaguskarzinoms<br>• signifikante Reduktion der PCA-Inzidenz um 65 % (200 µg/die)<br>• abschließende prospektive Studiendaten (SELECT-Trial) fehlen noch |
| Phyto-östrogene | • östrogenähnliche Wirkung durch hohe Rezeptoraffinität<br>• Hemmung der 5$\alpha$-Reduktase | • signifikant geringere PCA-Inzidenz in geografischen Regionen mit hohem Verzehr sojareicher Diät<br>• signifikante Reduktion der PCA-Inzidenz nach sojareicher Diät in tierexperimentellen Studien<br>• keine klinischen Studien verfügbar, aktuelle Studien aktiviert (SELECT) |

**Tab. 5.1:** Zusammenfassung der Wirkmechanismen und der beschriebenen Effekte wichtiger Vitamine und Spurenelemente in der Prävention des PCA.

dien vorliegen, die einen therapeutischen, d.h. präventiven Nutzen der Lycopengabe belegen. Zudem bleibt ungeklärt, ob tatsächlich die Lycopene den aktiven präventiven Wirkstoff der Tomaten darstellen oder ob nicht weitere biologisch aktive Karotin- bzw. Phenolverbindungen für den moderaten protektiven Effekt der Tomate verantwortlich sind.

Neben der präventiven Anwendung existieren eine Reihe klinischer Untersuchungen, in denen Lycopene therapeutisch bei histologisch nachgewiesenem PCA eingesetzt wurden (Tab. 5.2). Auch wenn zum Teil ein positiver Effekt im Sinne eines PSA-Abfalls bzw. einer günstigen Histologie nach radikaler Prostatektomie beobachtet wurde, müssen die berichteten Resultate aufgrund fehlender Randomisierung mit Vorsicht interpretiert werden [13-15]. In einer kürzlich vorgestellten prospektiven klinischen Phase II-Studie an 18 Patienten mit hormonrefraktärem PCA konnte nach 6monatiger Einnahme von Lycopenen (15 mg/die) kein positiver Einfluss auf die PSA-Serumspiegel bzw. die weitere Krankheitsentwicklung nachgewiesen werden [16].

## 5.4. Selen beim Prostatakarzinom

Selen ist ein essentielles Spurenelement, das einen wesentlichen Bestandteil detoxifizierender Enzyme wie der Glutathion-S-Peroxidase und der Selenoprotein Peroxidase darstellt [17, 18]. Beide Enzymsysteme sind in besonders hoher Konzentration in prostatischem Gewebe vorhanden. Selen kommt insbesondere in Blättern und Blüten von Pflanzen vor und wird in erster Linie über den Verzehr von Gemüse und Fleisch pflanzenfressender Tiere aufgenommen. Eine Vielzahl von epidemiologischen Studien und molekularen Untersuchungen stellen reproduzierbar dar, dass Selen nach Metabolisierung in den biologisch aktiven Metaboliten Methylselen sehr früh in der Karzinogenese durch antiproliferative und proapoptotische Eigenschaften die klonale Expansion maligner Zellen inhibiert. Die Proliferationshemmung wird wahrscheinlich durch Induktion eines Zellzyklusarrest am G1/S-Phasenübergang über eine Upregulation der regulierenden Gene p19$^{INK4D}$ und p21 sowie eine Down-Regulation der Cycline CDK1, CDK 2 und Cyclin A vermittelt [19, 20]. In-vitro Untersu-

chungen an den Prostatakarzinomzelllinien LNCaP, DU145 und PC3 konnten ebenfalls einen wachstumshemmenden und apoptosefördernden Effekt des Selens unter der Voraussetzung eines intakten Androgenrezeptors nachweisen [21-23]. Der proapoptotische Effekt des Selens an PCA-Zelllinien wird über eine Inhibierung der NK-κB Transkription und Aktivierung ausgeübt.

Diese unter in vitro Bedingungen generierten Daten des Selen-vermittelten Wachstumsarrests von PCA-Zellen konnten in tierexperimentellen Studien zur Karzinogenese nachvollzogen werden und bilden eine wesentliche Grundlage der aktivierten Selen-basierten Präventionsstudien. In einem transgenen Mausmodell demonstrierten Calvo und Mitarbeiter [24] eine signifikant geringere Gewebekonzentration des detoxifizierenden Selenoprotein-P Enzymkomplexes während der PCA-Karzinogenese in der low grade PIN gegenüber dem invasiven PCA. In einem Kaninchen-Modell konnten Waters et al. [25] zeigen, dass die orale Aufnahme von verschiedenen Selenzubereitungen über 7 Monate gegenüber Kontrolltieren zu einer signifikanten Reduktion intraprostatischer zellulärer DNA-Schäden, einer signifikanten Zunahme der Selenoprotein-P Konzentration sowie einer signifikanten Steigerung der intraprostatischen Apoptose führte.

Der potentiell karzinoprotektive Effekt des Selen auch beim Menschen wurde bereits Ende der 60er Jahre durch die Beobachtung einer signifikanten Korrelation zwischen regionalen Unterschieden der Krebssterblichkeit innerhalb der USA und der diätetischen Selenexposition vermutet [26]. Die Vermutung eines klinischen Zusammenhangs zwischen der PCA-Entwicklung und dem Selen wurde durch eine Reihe von kleineren Beobachtungsstudien untermauert, die signifikant geringere prädiagnostische Selen-Serumspiegel bei Patienten mit PCA im Vergleich zu gesunden Männern nachwiesen [27]. In einer ersten großen innereuropäischen epidemiologischen Studie wurde die signifikante Erhöhung der PCA-Inzidenz in Großbritannien mit der signifikanten Reduktion der täglichen Selenaufnahme von 60 μg/die auf 34 μg/die und den damit verbundenen erniedrigten Selen-Serumspiegeln in Zusammenhang gebracht [28]. Ursache für diese Entwicklung soll eine Umstellung des Getreide-Importverhaltens gewesen sein, die zu einem Einfuhrstopp des selen-

| Substanz/ Autor | n | Studienart | therap. Effekt |
|---|---|---|---|
| **Lycopene** | | | |
| Giovannucci et al., 1995 | 47.894 | • prospektive Risikoanalyse Diät und Krebs | • Lycopene mit Risikoreduktion für PCA<br>• Tomatensauce, Tomaten und Pizza mit signifikanter Risikoreduktion |
| Gann et al., 1999 | 578 PCA<br>1294 Kontrolle | • prosp. Fall-Kontroll-Studie | • PCA Risikoreduktion um 44 % bei aggressivem PCA |
| Goodman et al., 2003 | 205 PCA<br>278 Bronchial-Ca<br>483 Kontrolle | • prospektiv randomisiert β-Carotin 30 mg/die + Retinol 25.000IU/die vs Placebo | • PCA Risikoreduktion um 32 %<br>• PCA Mortalitätsreduktion um 41 % |
| Huang et al., 2003 | 324 PCA<br>19936 Kontrolle | • prospektive Analyse antioxidativer Nahrungsstoffe in Serum und Prostata | • $\gamma$-Tocopherol $\Downarrow$ in der Prostata bei PCA<br>• keine Differenz für Lycopene, Retinol, β-Carotin |
| Hsing et al., 1990 | 103 PCA<br>25699 Kontrolle | • retrospektive Analyse des Serumgehalts von Retinol, Carotenoiden und Tocopherol | • PCA Risikoreduktion nur bei sehr hohen Retinolspiegeln<br>• keine Assoziation zwischen Carotenoiden, Tocopherol, Lycopenen und dem PCA Risiko |
| Nomura et al., 1997 | 142 PCA<br>142 Kontrolle | • Retrospektive Analyse des Serumgehalts von Retinol, Carotenoiden und Tocopherol | • keine signifikante Assoziation zwischen Carotenoiden, Tocopherol, Lycopen und Retinol mit dem PCA Risiko |
| Chen et al., 2001 | 32 PCA | • prosp. einarmig<br>• 30 mg/die Lycopen über 3 Wochen vor RPE | • Lycopenspiegel der Prostata $\Uparrow$<br>• IGF-1, IGFBP3 $\Uparrow$ im Serum<br>• R1-Resektionen $\Downarrow$<br>• keine Daten zum onkologischen Verlauf! |
| Bowen et al., 2002 | 32 PCA | • Identische Studie von Chen mit anderem Erstautor | |
| Kucuk et al., 2001 | 26 PCA | • prosp. randomisiert<br>• 15 mg/die Lycopen versus Placebo über 3 Wochen vor RPE | • kein signifikanter Einfluss auf PSA, Testosteron, DHT Serumspiegel<br>• keine Daten zu Pathohistologie und Verlauf |
| Hoenjet et al., 2005 | 80 PCA | • prospektiv randomisiert<br>• Vitamin E&C, Selen, Q10 versus Placebo über 21 Wochen | • kein Einfluss auf PSA, Testosteron, DHT, LH und SHGB Serumspiegel |

**Tab. 5.2:** Zusammenfassung der klinischen epidemiologischen und prospektiven Studien zum Einfluss verschiedener Nahrungsergänzungsmittel auf das PCA Erkrankungsrisiko.

reichen US amerikanischen Getreides zugunsten des selenarmen europäischen Getreides geführt hat. Aufgrund der langjährigen Entwicklungszeiten eines klinisch manifesten PCA mag in diesem Zusammenhang kritisch angemerkt werden, dass möglicherweise ein Bias aufgrund der in diesem Zeitintervall ebenfalls vermehrt durchgeführten PSA-getriggerten Prostatabiopsien vorliegt.

Unter klinischen Bedingungen kann zur Beurteilung des potentiellen krebspräventiven Effekts von Selen auf 3 große prospektiv randomisierte und placebo-kontrollierte klinische Studien zurückgegriffen werden [30-32]. In der sogenannten Nutrition Intervention Studie wurden insgesamt 29.000 Männer und Frauen zwischen 40 und 69 Jahren in den Behandlungsarm (Selen 50 µg/die, Vitamin E 30 mg/ die, beta-Carotin 15 mg/die) oder den Plazeboarm rekrutiert [30]. In der Behandlungsgruppe zeigte sich eine signifikante Reduktion der allgemeinen krebsbedingten Mortalität im 13 % sowie der Magenkarzinommortalität um 21 %. In einer weiteren Studie an über 3000 Personen mit einer ösophagealen Dysplasie wurde die Hypothese einer protektiven Effektivität eines Multivitamin/ Mineralcocktails (u.a. Selen 50 µg/die, beta-Carotin 15 mg/die) auf die Entwicklung des Ösophagus- und Magenkarzinoms untersucht [31]. Es konnte nachgewiesen werden, dass die Karzinominzidenz in der Behandlungsgruppe um 14 %, die Mortalität um 7 % reduziert werden konnte.

Das Prostatakarzinomrisiko kann durch die tägliche Zufuhr von 200 µg Selen signifikant gesenkt werden, wie in einer prospektiv randomisierten doppelblinden und placebo-kontrollierten Studie an 1312 Patienten mit nichtmelanomatösem Hautkrebs dargestellt wurde [32]. Die Inzidenz wurde gegenüber der Kontrollgruppe um 2/3 gesenkt; der präventive Effekt war am stärksten bei Männern mit niedrigem PSA-Serumspiegel, einem Alter unter 65 Jahren und niedrigen Selen-Serumspiegeln zu Studienbeginn ausgeprägt. In einem aktuellen Update der Studie nach einem mittleren Follow-up von 7,5 Jahren kann der protektive Seleneffekt weiterhin dargestellt werden.

Auch in einer Reihe von prospektiven und retrospektiven Fall-Kontroll-Studien wurde der präventive Effekt von Selen in der Entwicklung eines PCA dargestellt. In der sogenannten Health Professional Study wurde unter Einschluss von über 51.000 Männern nach einem mittleren Follow-up von 7 Jahren ein signifikant reduziertes PCA-Risiko für die Personen nachgewiesen, deren Selengehalt der Finger- und Fußnägel in den oberen 20 % gelegen war [33]. Ähnliche Daten werden von dem Honolulu Heart Program berichtet, in dem unter 9345 Personen nach einem mittleren Follow-up von 12,5 Jahren 249 PCA diagnostiziert wurden [34]. Der Selenspiegel zum Zeitpunkt des Studienbeginns korrelierte eng mit dem PCA Risiko und Männer mit Selenkonzentrationen in der oberen Quartile hatten gegenüber den Männern in der untersten Quartile ein um 50 % reduziertes PCA Risiko. In einer weiteren vergleichenden Studie wurden die im Mittel knapp 4 Jahre vor Diagnosestellung gemessenen Selen-Serumkonzentrationen von 212 PCA Patienten mit denen von 233 gesunden Männern verglichen [35, 36]. Es zeigte sich, dass die Männer mit in den oberen 25 % Selenspiegeln ein um 25 % reduziertes PCA-Risiko gegenüber den Männern mit Selenkonzentrationen in der unteren Quartile hatten.

Basierend auf diesen viel versprechenden Ergebnissen sind derzeit zwei große prospektiv randomisierte Präventionsstudien zur möglichen Bedeutung von Selen und Vitamin E aufgelegt worden. In der ersten Studie der South Western Oncology Group (SWOG 9917) erhalten Männer mit einer histologisch nachgewiesenen high-grade PIN täglich 200 mg Selen, um das Progressionsrisiko der PIN in ein manifestes Karzinom innerhalb von 4 Jahren analysieren zu können. In der zweiten Studie des National Cancer Institute - dem Selenemium and Vitamin E Cancer Prevention Trial, SELECT - wird an über 32.000 Männern mit einem PSA-Wert < 4 ng/ml der präventive Effekt von Selen, Vitamin E und einer Kombination beider Substanzen gegen Placebo getestet. Das Studienende ist für 2014 geplant.

Zusammenfassend kann festgestellt werden, dass eine gute wissenschaftliche Grundlage bezüglich der klinischen Effektivität von Selen in der Prävention des PCA besteht. Den letztendlichen Beweis des präventiven Nutzens müssen die beiden laufenden prospektiven Studien erbringen.

## 5.5. Vitamin E

Beträchtliches Interesse hat sich auf die mögliche Rolle des Vitamin E in der Prävention des PCA fokussiert, nachdem erste Studien einen signifikanten Benefit vermuten ließen [37]. Das $\alpha$-Tocopherol ist die aktivste biochemische Vitamin E Verbindung mit antioxidativen und antiproliferativen Eigenschaften.

In einer ersten Studie, die den präventiven Effekt von Vitamin E dokumentierte, erhielten 29.133 Männer mit einem nachgewiesenen Bronchialkarzinom täglich 50 mg $\alpha$-Tocopherol oder 20 mg $\beta$-Karotin für bis zu 8 Jahre [38, 39]. Die als ein Endpunkt der Studie definierte PCA-Inzidenz verringerte sich in der $\alpha$-Tocopherolgruppe um 32 %. In einer weiteren prospektiv randomisierten, doppelblinden klinischen Phase III-Studie - dem Selenium and Vitamin E Cancer Prevention Trial - wird der Effekt von Selen, Vitamin E oder einer Kombination beider Substanzen auf die PCA-Inzidenz untersucht. Insgesamt werden 32.400 Männer randomisiert, erste Resultate der auf 12 Jahre Laufzeit angelegten Studien werden 2014 erwartet [18].

Allerdings scheint der Dosierung des Vitamin E bezüglich des präventiven Effekts eine besondere Rolle zuzukommen wie eine kürzlich publizierte Metaanalyse dokumentierte, in der der Effekt verschiedener Dosen von Vitamin E (16,5-2000 IU/Tag) auf die Gesamtletalität recherchiert wurde [40, 41]. Insgesamt wurden 9 Studien mit 136.000 Teilnehmern ausgewertet, bei denen die Intervention mindestens über 12 Monate erfolgte. Es ergaben sich für die Studien mit relativ geringen Dosen von 16,5-100 IU/d keine signifikanten Differenzen bezüglich der Reduktion der Letalität gegenüber Placebo. Für die höheren Dosierungen von 200-2000 IU/d ergab sich insbesondere für die beiden höchsten Dosisgruppen eine leicht erhöhte Letalität gegenüber Placebo. Die Ergebnisse der Metaanalyse insbesondere der hohen Dosierungen stellen die Verträglichkeit und Bedenkenlosigkeit der Vitamin E Applikation deutlich in Frage. Ob kleinere Dosierungen von 150 mg/d irgendeinen Nutzen haben, bleibt aufgrund der vorliegenden Studien fraglich; eine Supplementation sollte nur bei Individuen mit nachgewiesenem Vitamin E Mangel erfolgen.

## 5.6. Vitamin D

Vitamin D ist in den Blickpunkt des Interesses geraten, nachdem deutliche epidemiologische Inzidenzunterschiede zwischen nord- und südeuropäischen Ländern, eine erhöhte PCA-Inzidenz und -mortalität unter Männern mit reduzierten Serumspiegeln an Vitamin D und präklinische antiproliferative Effekte von Vitamin D an PCA-Zelllinien nachgewiesen wurden [42-46].

Die aktive Form des Vitamin D, das $1\alpha,25$-Dihydroxyvitamin $D_3$ ($1,25(OH)_2D_3$) wird über die Haut nach Exposition gegenüber ultravioletter Strahlung aus 7-Dehydrocholesterol gebildet [42]. Endogen synthetisiertes oder über die Nahrung aufgenommenes $1,25(OH)_2D_3$ wird sequentiell über die Leber und die Niere hydroxiliert, um das aktive $1,25(OH)_2D_3$ (Calcitriol) zu bilden (Abb 5.1.). Das Calcitriol entfaltet seine biologische Aktivität über den Vitamin D Rezeptor (VDR), der mit dem Retinoid X Rezeptor dimerisiert und nach Bindung an die $1,25(OH)_2D_3$ Promotorregionen die Transkription einer Vielzahl von Genen in über 30 Gewebetypen - darunter auch die Prostata - reguliert. Unter in-vitro Bedingungen erhält $1,25(OH)_2D_3$ die normale Differenzierung der Prostatazellen aufrecht und lediglich erniedrigte Konzentrationen im Nährmedium fördern die Entwicklung eines PCA. Zudem beeinflussen $1,25(OH)_2D_3$ und seine Abkömmlinge Apoptose, zelluläre Differenzierung, Zellzyklusprogression und -arrest, Metastasierung und Neovaskularisation in spezifischer Art und Weise [44]. So besteht eine deutliche Variabilität der biologischen Effekte in Abhängigkeit von der Androgenempfindlichkeit der PCA-Zelle und dem spezifischen p53 Status.

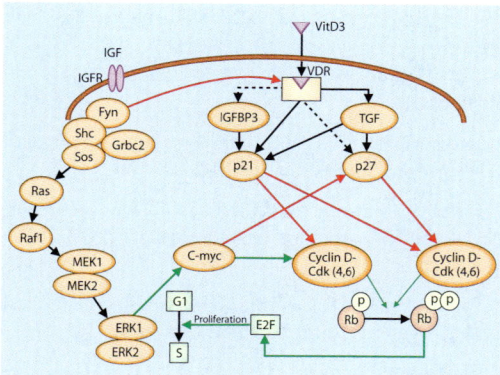

**Abb. 5.1:** Mechanismen der Vitamin D-vermittelten antiproliferativen Eigenschaften. Die roten Linien stellen die inhibierenden und die grünen Linien die aktivierenden Effekte dar.

Unter klinischen Bedingungen scheinen sowohl die $1{,}25(OH)_2D_3$ Serumspiegel als auch VDR Polymorphismen eine Rolle bezüglich des Entwicklungsrisikos eines PCA zu spielen. In epidemiologischen Studien besteht ein durchaus gesicherter Zusammenhang zwischen geringer Sonneneinstrahlung und damit verminderter Exposition gegenüber ultravioletter Strahlung, erniedrigter Vitamin D Serumspiegel und einem erhöhten PCA Risiko [45, 46]. Ebenfalls zeigen Calcitriol Serumspiegel eine inverse Korrelation mit den Risikofaktoren des PCA wie Hautpigmentierung, Alter und geografisch nördliche Herkunft. In der finnischen Helsinki Heart Studie, die knapp 19.000 Männer über einen Zeitraum von 13 Jahren beobachtete, wurde eine signifikante Assoziation zwischen niedrigen $1{,}25(OH)_2D_3$ Serumspiegeln und der Entwicklung eines klinisch aggressiven PCA hergestellt [47]. Eine ähnliche Korrelation wurde von Corder et al. [48] anhand von bereits vor der Diagnose PCA gewonnenen und konservierten Serumproben nachgewiesen. Männer mit einem PCA wiesen signifikant geringere $1{,}25(OH)_2D_3$ Serumkonzentrationen auf als eine altersidentische Kontrollgruppe.

Der mögliche Zusammenhang zwischen Polymorphismen des VDR und dem Entwicklungsrisiko eines PCA wird in der Literatur derzeit noch kontrovers diskutiert [49]. Es sind 2 Einzelnukleotid-Polymorphismen des VDR bekannt: Fok1/EcoRV sind nahe dem 5' translationalen Ende lokalisiert, Taq1/Bsm1 und polyA sind nahe dem 3' translationalen Ende lokalisiert. Der Fok1 Genotyp

scheint mit der Rezidivrate nach radikaler Prostatektomie insbesondere bei Patienten mit günstig differenzierten Karzinomen assoziiert zu sein [50]. Der Taq1 Polymorphismus ist bei homozygotem Genotyp mit einem geringeren Risiko der PCA-Entwicklung vergesellschaftet. Zudem wird die Notwendigkeit der radikalen Prostatektomie aufgrund der mit dem Taq 1 Genotyp vergesellschafteten günstigeren Karzinomdifferenzierung um ein Drittel reduziert [51]. Weitere epidemiologische Studien lassen einen protektiven Effekt des VDR bei den Männern vermuten, die keinen Bms1 Polymorphismus aufweisen [52]. In einer Untersuchung von Habuchi et al. [53] lässt vermuten, dass die höhere Rezeptordichte bei japanischen Männern mit der geringeren PCA-Inzidenz und der späteren Manifestation des PCA vergesellschaftet ist. Auch wenn die genannten Studien auf einen besonderen Einfluss des VDR bezüglich des PCA-Erkrankungsrisikos hinweisen, sind die Polymorphismen eher als Marker einer in die Pathogenese involvierten benachbarten Genregion zu deuten als tatsächlich an der Karzinomentwicklung beteiligte genetische Alterationen.

Therapeutisch hat sich der Einsatz von Calcitriol bisher in prospektiven Studien lediglich beim hormonrefraktären Prostatakarzinom (HRPCA) in Kombination mit Docetaxel durchgesetzt, während die Anwendung von $1{,}25(OH)_2D_3$ als Monotherapie in einer Dosierung von 1,5 µg/die bei Patienten mit PSA-progredientem HRPCA zu keiner signifikanten Beeinflussung des PSA-Serumspiegels und des Krankheitsverlaufes führte [42].

Präventionsstudien liegen bislang nicht vor, wobei derzeit transgene Mausmodelle entwickelt und analysiert werden. Erste Hinweise auf einen potentiellen Nutzen von $1{,}25(OH)_2D_3$ in der Prävention von kolorektalen und Prostatakarzinomen ergeben sich aus tierexperimentellen diätetischen Studien an Mäusen. Die Addition von $1{,}25(OH)_2D_3$ zu einer sehr fettreichen Diät reduzierte die epitheliale zelluläre Proliferationsrate an den Zielorganen signifikant.

Auf dem Boden fehlender prospektiv randomisierter klinischer Studien muss jedoch festgehalten werden, dass der generelle Einsatz von $1{,}25(OH)_2D_3$ in der Prävention oder gar der Therapie eines PCA nicht kritiklos empfohlen werden kann.

## 5.7. Phytoöstrogene

Die Familie der Phytoöstrogene umfasst unter anderem die Isoflavonoide (Genistein, Daidzein, Equol, etc.), Flavonoide und Ligane, die aufgrund ihrer strukturellen Ähnlichkeit zum humanen Östrogen und der hohen Affinität zum Östrogenrezeptor östrogen-ähnliche Wirkungen im menschlichen Organismus bewirken. Die in Sojaprodukte enthaltenen Isoflavone sind Inhibitoren der 5α-Reduktase und zeigen zumindest in Tiermodellen einen ausgeprägten antiproliferativen Effekt auf das Wachstum von PCA-Xenografts [54-56]. Die wenigen verfügbaren epidemiologischen Studien zeigten zwar, dass das Risiko an einem PCA zu erkranken umgekehrt proportional zum geschätzten Sojakonsum zu sein scheint. In einer weiteren Analyse von 12.000 Männern wurde dargestellt, dass der tägliche Konsum von Sojaprodukten protektiv wirkt und das PCA Erkrankungsrisiko um 70 % senkt [57]. Allerdings konnten diese Hypothesen bis dato nicht im Rahmen von prospektiv randomisierten klinischen Studien verifiziert werden, so dass eine abschließende Beurteilung bezüglich der klinischen Effektivität von Sojaprodukten in der Prävention des PCA nicht abgegeben werden kann [58].

Derzeit soll in 2 prospektiv randomisierten Studien des National Cancer Institute der USA und des National Cancer Institute von Canada der präventive Effekt einer definierten Sojadiät bei Patienten mit einem PSA > 4 ng/ml bzw. bei Patienten mit einer histologisch nachgewiesenen high-grade PIN untersucht werden.

## 5.8. Zusammenfassung und Empfehlungen

Aufgrund des vorliegenden Datenmaterials scheinen diätetische präventive Maßnahmen zur Reduktion des Erkrankungsrisikos am PCA möglich und erfolgversprechend. Unter Berücksichtigung der Kautelen einer Evidenz-basierten Medizin kann jedoch derzeit keine singuläre diätetische Maßnahme oder keine generelle Supplementation von Vitaminen oder Spurenelementen empfohlen werden. Eine Umstellung der Ernährung mit Reduktion des Anteils an tierischem Fett und vermehrtem Verzehr von Obst und Gemüse zur Erhöhung des Gehalts an Antioxidanzien als sogenann-

ten "Radikalenfängern" scheint hingegen sinnvoll zu sein.

### Literatur

1. Dröge W. Free radicals in the physiological control of cell function. Physiol Rev 2002; 82: 47

2. Penta JS, Johnson FM, Wachsman JT, et al. Mitochindrial DNA in human malignancy. Mutation Res 2001 ; 488 : 119

3. Perwez Hussain S, Hofseth S, Hofseth LJ, et al. Radical causes of cancer. Nature Reviews Cancer 2003; 3: 276

4. Kinsella JE, Frankel E, German B, et al. Possible mechanisms for the protective role of antioxidants in wine and plant foods. Food Technol 1993; 47: 85

5. Rice-Evans CA, Miller NJ, Paganga G. Antioxidant properties of phenolic compounds. Trends Plant Sci 1997; 2: 157

6. Podsedek A, Sosnowska D, Anders B. Antioxydative capacity of tomato products. Eur Food Res Technol 2003; 217: 296

7. Hadley CW, Clinton SK, Schwartz SJ. The consumption of processed tomato products enhances plasma lycopene concentrations in association with a reduced lipoprotein sensitivity to oxidative damage. J Nutr 2003; 133: 727

8. Böhm V, Bitsch R. Intestinal absorption of lycopene from different matrices and interactions to other carotinoids, the lipid status, and the antioxidant capacity of human plasma. Eur J Nutr 1999; 38: 118

9. Kristal AR. Vitamin A, retinoids, and carotenoids as chemopreventive agents for prostate cancer. J Urol 2004; 171: S54 - 58

10. Giovannucci E, Ascherio A, Rimm EB, et al. Intake of carotenoids and retinol in relation to risk of prostate cancer. J Natl Cancer Inst 1995; 87: 1767

11. Gann P, Ma J, Giovannucci E, et al. Lower prostate cancer risk in men with elevated plasma lycopene levels: results of a prospective analysis. Cancer Res 1999; 59: 1225

12. Miller EC, Giovannucci E, Erdman JW Jr, Bahnson R, Schwartz SJ, Clinton SK. Tomato products, lycopene and prostate cancer risk. Urol Clin North Am 2002; 29: 83

13. Chen L, Stacewicz-Sapuntzakis M, Duncan C, et al. Oxidative DNA damage in prostate cancer patients consuming tomato sauce – vased entrees as a whole food intervention. J Natl Cancer Inst 2001; 93: 1872

14. Bowen P, Chen L, Stacewicz-Sapuntzakis M, et al. Tomato sauce supplementation and prostate cancer: lycopene accumulation and modulation of biomarkers of carcinogenesis. Exp Biol Med 2002; 227: 886

15. Kucuk O, Sarkar FH, Sakr W, et al. Phase II randomized clinical trial of lycopene supplements before radical prostatectomy. Cancer Epidemiol Biomarkers Prev 2001; 10: 861

16. Schwenke C, Ubrig B, Thürmann P, Roth S. Lycopene zur Behandlung des fortgeschrittenen hormonrefraktären Prostatakarzinoms – eine prospektive offene Phase II Studie. Urol A 2005; 44 (Suppl 1): S121, V15.9

17. Klein EA. Selenium: epidemiology and basic science. J Urol 2004; 171: S50 – 53

Wirth MP, Hakenberg OW. Prävention des Prostatakarzinoms. Dtsch Med Wochenschr 2005; 36: 2002 – 2004

18. Klein EA. SELECT: the next prostate cancer prevention trial. J Urol 2001; 166: 1311

19. Dong Y, Ganther HE, Stewart C, Ip C. Identification of molecular targets associated with selenium-induced growth inhibition in human breast cells using cDNA microarrays. Cancer Res 2002; 62: 708

20. Ip C, Dong Y, Ganther HE. New concepts in selenium chemoprevention. Cancer Metastasis Rev 2002; 21: 281

21. Dong Y, Zhang H, Hawthorn L, et al. Deleniation of molecular basis for selenium- induced growth arrest in human prostate cancer cells by oligonucleotide array. Cancer Res 2003; 63: 52

22. Menter DG, Medina D. Selenium effects on prostate cell growth. Cancer Epidemiol Biomarkers Prev 2000; 9: 1171

23. Gasparian AV, Yao YJ, Lu J, et al. Selenium compounds inhibit $I_\kappa B$ kinase (IKK) and nuclear factor-$\kappa B$ (NF-$^\kappa$) in prostate cancer cells. Mol Cancer Ther 2002; 1: 1079

24. Calvo A, Xiao N, Kang J, et al. Alterations in gene expression profiles during prostate cancer progression: functional correlations to tumorigenicity and down-regulation of selenoprotein-P in mouse and human tumors. Cancer Res 2002; 62: 5325

25. Waters DJ, Shen S, Cooley DM, et al. Effects of dietary selenium supplementation on DNA damage and apoptosis in canine prostate. J Natl Cancer Inst 2003; 95: 237

26. Shamberger RJ, Frost DV. Possible protective effect of selenium against human cancer. Can Med Assoc J 1969; 100: 682

27. Knekt P, Aromaa A, Maatela J, et al. Serum selenium and subsequent risk of cancer among Finnish men and women. J Natl Cancer Inst 1990; 82: 864

28. Rayman MP. Dietary selenium: time to act. BMJ 1997; 314: 387

29. Blot WJ, Li JY, Taylor PR, et al. Nutrition intervention trials in Linxian, China: supplementation with specific vitamin/mineral combinations, cancer incidence, and disease specific mortality in the general population. J Natl Cancer Inst 1993; 85: 1483

30. Li JY, Taylor PR, Li B, et al. Nutrition intervention trials in Linxian, China: multiple vitamin/mineral supplementation, cancer incidence, and disease specific mortality among adults with esophageal dysplasia. J Natl Cancer Inst 1993; 85: 1492

31. Clark LC, Dalkin B, Krongard A, Combs GF Jr., Turnbull BW, Slater FH, et al., Decreased incidence of prostate cancer with selenium supplementation: results of a double-blind cancer prevention trial. Br J Urol 1998; 81: 730

32. Duffiel-Lillico AJ, Dalkin BL, Reid ME, et al. Selenium supplementation, baseline plasma selenium status, and incidence of prostate cancer: an analysis of the complete treatment period of the Nutritional Prevention of Cancer Study Group. BJU Int 2003; 91: 608

33. Yoshizawa K, Willet WC, Morris SJ, et al. Study of prediagnostic selenium level in toenails and the risk of advanced prostate cancer. J Natl Cancer Inst 1998; 90: 1219

34. Nomura AM, Lee J, Stemmermann GM, et al. Serum selenium and subsequent risk of prostate cancer. Cancer Epidemiol Biomarkers Prev 2000; 9: 883

35. Vogt TM, Ziegler RG, Graubard RI, et al. Serum selenium and risk of prostate cancer in U.S. blacks and whites. Int J Cancer 2003; 103: 664

36. Brooks JD, Metter EJ, Chan DW, et al. Plasma selenium level before diagnosis and risk of prostate cancer development. J Urol 2001; 166: 2034

37. Cook NR, Stampfer MJ, Ma J, et al. Beta-carotene supplementation for patients with low baseline levels and decreased risk of total prostate carcinoma. Cancer 1999; 86: 1783

38. Albanes D, Heinonen OP, Huttunen JK et al. Effects of alpha tocopherol and beta- carotene supplements on cancer incidence in the Alpha-Tocopherol Beta Carotene Cancer Prevention Study. Am J Clin Nutr 1995; 62 (Suppl): 1427

39. Heinonen OP, Albanes D, Virtamo J et al. Prostate cancer and supplementation with alpha-tocopherol and beta-carotene: incidence and mortality in a controlled trial. J Natl Cancer Inst 1998; 90: 440

40. Miller ER Ann Intern Med 2005; 142: 37

41. Greenberg ER Ann Intern Med 2005; 142: 75

42. Price DK, Franks ME, Figg WD. Genetic variations in the vitamin D receptor, androgen receptor and enzymes that regulate androgen metabolism. J Urol 2004; 171: S45 – S49

43. Blutt SE, Weigel NL. Vitamin D and prostate cancer. Proc Soc Exp Biol Med 1999; 221: 89

44. Krishnan AV, Peehl DM, Feldman D. Inhibition of prostate cancer growth by vitamin D: regulation of target gene expression. J Cell Biochem 2003; 88: 363

45. Lawson DE, Paul AA, Black AE, et al. Relative contributions of diet and sunlight to vitamin D state in the elderly. Br Med J 1979: 2, 303

46. Hanchette CL, Schwartz GG. Geographic patterns of prostate cancer mortality. Evidence for a protective effect of ultraviolet radiation. Cancer 1992; 70: 2861

47. Ahonen MH, Tenkanen L, Teppo L, et al., Prostate cancer risk and prediagnostic serum 25-hydroxyvitamin D levels. Cancer Causes Control 2000; 11: 847

48. Corder EH, Guess HA, Hulka BS, et al. Vitamin D and prostate cancer: a prediagnostic study with stored sera. Cancer Epidemiol Biomarkers Prev 1993; 2: 467

49. Konety BR, Getzenberg RH. Vitamin D and prostate cancer. Urol Clin North Am 2002; 29: 95

50. Xu Y, Shivata A, McNeal JE, et al. Vitamin D receptor start codon polymorphism (Fok I) and prostate cancer progression. Cancer Epidemiol Biomarkers Prev 2003; 12: 23

51. Taylor JA, Hirvonen A, Watson M, et al. Association of prostate cancer with vitamin D receptor gene polymorphism. Cancer Res 1996; 56: 4108

52. Ma J, Stampfer MJ, Gann PH et al. Vitamin D receptor polymorphisms, circulating vitamin D metabolites, and risk of prostate cancer in United States physicians. Cancer Epidemiol Biomarkers Prev 1998; 7: 385

53. Habuchi T, Liqing Z, Suzuki T, et al. Increased risk of prostate cancer and benign prostatic hyperplasia associated with CYP17 gene polymorphism and with a gene dosage effect. Cancer Res 2000; 60: 5710

54. Moyad MA. Soy, disease prevention and prostate cancer. Semin Urol Oncol 1999; 17: 97

55. Lamartiniere CA, Cotroneo MS, Fritz WA et al. Genistein chemoprevention: timing and mechanisms of action in murine mammary and prostate. J Nutr 2002; 132: 552S

56. Pollard M, Wolter W. Prevention of spontaneous prostate-related cancer in Lobund- Wistar rats by a soy protein isolate/isoflavone diet. Prostate 2000; 45: 101

57. Hebert JR, Hurley TG, Olendzki BC, et al. Nutritional and socioeconomic factors in relation to prostate cancer mortality: a cross-national study. J Natl Cancer Inst 1998; 90: 1637

58. Jacobsen BK, Cancer Causes Control 1998; 9: 553

# Molekulare Ansatzpunkte der Prävention des Prostatakarzinoms

# 6. Molekulare Ansatzpunkte der Prävention des Prostatakarzinoms

## 6.1. Molekulare Epidemiologie des Prostatakarzinoms

Ein normaler Serumspiegel des zu über 90 % von den testikulären Leydigzellen synthetisierten Testosterons ist für die normale Entwicklung der Prostata und die Ausbildung eines PCA essentiell. Das Testosteron ist dabei an die beiden Serumproteine Albumin und Sexualhormon-bindendes Globulin gebunden (Abb. 6.1), so dass sich der freie und gebundene Anteil in einem dynamischen Äquilibrium befinden. Nur das freie Testosteron wird durch die 5α-Reduktase in Dihydrotestosteron (DHT) konvertiert; freies Testosteron und DHT bilden nach Bindung an den Androgenrezeptor den Hormon-Rezeptor-Komplex aus, der nach DNA-Interaktion zu einer verstärkten Proteinsynthese in den androgenabhängigen Zellen führt. Neben dem freien Testosteron und dem DHT sollen auch die adrenalen Androgene einen wachstumsstimulierenden Effekt auf die Prostata ausüben. DHT und Testosteron können durch die Aktivität der 3α- und 3β-Hydroxysteroid Dehydrogenase und den Abbau in das 3α- und 3β-Androstanediol inaktiviert werden.

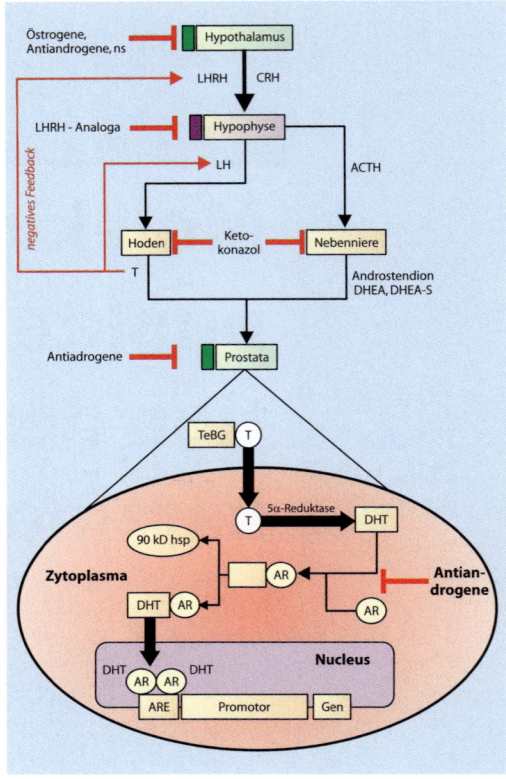

**Abb. 6.1:** Regelkreis der hormonellen Regulation sowie der inhibitorischen Angriffspunkte der verschiedenen Methoden der medikamentösen Androgendeprivation.

Verschiedene epidemiologische Faktoren deuten auf die besondere Rolle molekularer Faktoren für die Entwicklung und Progression des PCA hin [1]. Das PCA ist bei Männern unter 40 Jahren selten, der Inzidenzanstieg in höherem Lebensalter ist stärker als für alle anderen bekannten soliden Karzinome. Es existieren signifikante Rassenunterschiede in der Inzidenz des PCA, die nicht nur auf Umweltfaktoren und unterschiedliche sozioökonomische Parameter zurückgeführt werden können. So weist die dunkelhäutige Bevölkerung in den USA die höchste Inzidenzrate weltweit auf, die ca. 70 % höher als die für die weiße Bevölkerung gelegen ist. Deren Inzidenz wiederum ist signifikant höher gelegen als für die hispanisch-, chinesisch- und japanisch-amerikanische Bevölkerung.

Zudem weisen die PCA der afrikanisch-ameri-
kanischen Bevölkerung eine deutlich aggressivere
Biologie mit einer signifikant höheren tumorspe-
zifischen Mortalität auf als die in der weißen Bevölkerung diagnostizierten PCA. Auch wenn das familiäre PCA sehr selten und vornehmlich bei jungen Männern vorkommt, deuten molekulare Daten auf einen autosomal dominanten Vererbungs-
weg hin.

Die epidemiologische molekulare Grundlagenforschung hat sich vornehmlich auf die Analyse von
Genen und Genloci konzentriert, die in den An-
drogenmetabolismus involviert sind und weisen
neue Wege der Diagnostik, Therapie und auch
Prävention auf, die im Folgenden zusammenfassend dargestellt werden sollen. Die funktionelle
Bedeutung der Daten der molekularen Epidemiologie wird durch biochemische und pharmakologische Analysen unterstützt und unterstreicht die
Bedeutung dieses multidisziplinären Vorgehens,
um neue Erkenntnisse sowohl für Prädisposition,
Progression und Therapie zu gewinnen.

## 6.2. Androgenrezeptor

Dem Androgenrezeptor (AR) scheint als zentra-
lem Vermittler der hormonellen Wirkung der Androgene eine besondere Rolle in der Prädisposition
zum PCA sowie in der Progression des PCA zuzukommen [1, 2]. Hypothetisch wurde angenom-
men, dass eine Amplifikation des AR zur Entwicklung eines progredienten, hormonrefraktären
PCA dahingehend beiträgt, dass eine vermehrte
Empfindlichkeit der PCA-Zellen auf sehr niedrige
Konzentrationen zirkulierender Androgene durch
die Überexpression des AR vermittelt werden kann
[4-7]. Entsprechende molekulare Untersuchungen bestätigten diese Hypothese, indem bei 15-
30 % der hormonrefraktären PCA eine bei organ-
begrenzten Primärtumoren nicht nachweisbare
Genamplifikation mittels FISH detektierbar war.
Zudem wurden in einer Vielzahl von klinischen
Studien Mutationsereignisse des AR-Gens dargestellt, die die AR-Funktionen so alterieren können,
dass eine Aktivierung der in Abb. 6.1 beschriebenen Kaskade nicht mehr nur durch Androgene,
sondern auch durch andere Steroidhormone erfolgen kann. In einer Vielzahl von prospektiven und
retrospektiven epidemiologischen Studien [1, 8]
wurde vermutet, dass die variable molekulare Grö-
ße des AR, bedingt durch die Trinukleotid-Poly-

morphismen (CAG)n und (CGN)n, eine bedeu-
tende Rolle für die Prädisposition der PCA-
Entwicklung sowie für die Entwicklung eines biologisch aggressiven PCA spielen könnte:

1. die Länge der CAG Wiederholungen ist invers
mit der transkriptionalen Aktivität des AR und der
Bindungsaffinität für Androgene korreliert,

2. eine hohe Anzahl von CAG Wiederholungen
korreliert negativ mit der Fertilität, Spermatogene-
se und Knochendichte und

3. eine geringe Anzahl der Wiederholungen der
Polymorphismen korreliert positiv mit einem erhöhten Risiko der Glatzenbildung und der Entwicklung einer Prostatahyperplasie.

In einer kürzlich publizierten Meta-Analyse wurden 23 retro- und prospektive Fall-Kontroll-Studien mit 4274 Patienten und 5275 Kontrollen bezüglich der Assoziation von CAG/CGN-Trinu-
kleotidwiederholungen und dem PCA-Erkrankungsrisiko evaluiert [8]. Es konnte gezeigt werden, dass Männer mit kürzeren Trinukleotidwie-
derholungen ein 1,19-fach (CAG) bzw. 1,31-fach
(CGN) erhöhtes Erkrankungsrisiko gegenüber
Kontrollen aufweisen. Die Assoziation zwischen
der Länge der CAG Wiederholungen und dem
PCA ist bei jungen Männern und bei fortgeschrittenen PCA wesentlich deutlicher ausgeprägt als bei
den übrigen Konstellationen. Die sehr sorgfältige
Untersuchung der Meta-Analyse zeigt zudem, dass
der Unterschied in der mittleren Länge der CAG-
Wiederholungen zwischen Patienten und Kontrollen weniger als 1 Wiederholung beträgt, so dass
die Frage gestellt werden muss, ob dieser Unterschied für die PCA Entwicklung wirklich relevant
ist oder nur ein genetisches Begleitphänomen repräsentieren. In einer ähnlich gelagerten Studie
[9], die 190 Männer mit PCA und 190 Kontrollen
umfasste, kamen die Autoren zu nahezu identi-
schen Resultaten: die mittlere Länge der CAG Wiederholungen zeigte in beiden Gruppen eine mittlere Länge von 22 Wiederholungen, so dass sich keine positive Assoziation zum PCA-Erkrankungsrisiko ergibt. Zudem untersuchten die Autoren den
Einfluss von Polymorphismen des PSA Gen Pro-
motors ARE-I bezüglich des Erkrankungsrisikos
und der Aggressivität des PCA. Beschrieben ist ein
Einzelnukleotidpolymorphismus durch den Austausch von Adenin zu Guanin an Position 158, so
dass sich die drei potentiellen Genotypen A/A, A/G

und G/G ergeben. In der Studie zeigte sich ein signifikant geringeres Erkrankungsrisiko für die Genotypen A/G und G/G im Vergleich zu der Kontrolle (OR 0,43, p=0,04) sowie ein signifikant erhöhtes Risiko für das Vorliegen eines Gleason $\geq 7$ PCA für den Genotyp G/G (OR=2,29, p=0,034).

## 6.3.  5$\alpha$-Reduktase

Die 5$\alpha$-Reduktase katalysiert wie in Abb. 6.1 beschrieben die irreversible Umwandlung von Testosteron in das biologisch aktive DHT. Es sind 2 Isoenzyme bekannt, die von dem SRD5A1 und dem SRD5A2 Gen kodiert werden und durchaus eine klinische Bedeutung für Prädisposition und Therapie des PCA haben [10].

Bezüglich des SRD5A2 Gens konnte durch Analysen sogenannter Einzelnukleotid-Polymorphismen (SNP) gezeigt werden, dass eine Missense-Mutation in Codon 49 über den Austausch der Base Alanin durch Threonin in verschiedenen Bevölkerungsgruppen mit einer signifikanten Erhöhung des PCA-Risikos einhergeht [11]. Zudem wurde in in-vitro Studien gezeigt, dass diese Missense-Mutation mit einer 5-fach erhöhten Aktivität der 5$\alpha$-Reduktase assoziiert ist [12]. Die höhere SRD5A2 Aktivität bei Schwarzamerikanern und eine geringe Enzymaktivität bei Asiaten reflektiert zudem die PCA Häufigkeit in den einzelnen Bevölkerungsgruppen, so dass die enzymbedingte vermehrte Konversion des Testosteron zu Dihydrotestosteron durchaus einen wesentlichen Einfluss auf die Karzinogenese zu nehmen scheint. In diesem Zusammenhang konnte in einer vergleichenden Studie an Männern mit PCA, BPH im Vergleich zu einer gesunden Kontrollpopulation ein überproportional häufiger Nachweis des hochaktiven A49T Polymorphismus geführt werden [13]. Die Autoren gehen dementsprechend davon aus, dass die Progression prämaligner prostatischer Veränderungen in ein manifestes Karzinom durchaus auf dem Boden einer erhöhten intraprostatischen DHT Konzentration zurückzuführen sein könnte. In weiteren molekularen Untersuchungen wurde eine Vielzahl zusätzlicher SNPs des SRD5A2 Gens identifiziert, die die Aktivität der 5$\alpha$-Reduktase um das bis zu 250-fache steigern. Zudem wurde in den experimentellen Untersuchungen die für klinische Aspekte sehr wichtige Beobachtung getätigt, dass der 5$\alpha$-Reduktaseinhi-

bitor Finasterid in PCA mit der oben beschriebenen A49T Mutation eine sehr geringe Rezeptoraffinität aufweist und keine therapeutische Wirkung erzielen kann [14, 15].

Neben der Bedeutung für Prädisposition und Prävention scheint somatischen Mutationen des SRD5A2 Gens eine Bedeutung für die Progression des PCA zuzukommen, die für differentialtherapeutische Überlegungen berücksichtigt werden sollten.

## 6.4.  3$\beta$-Hydroxysteroid Dehydrogenase

Das biologisch aktive DHT wird durch 2 Redox-Reaktionen über die 3$\alpha$- und die 3$\beta$-Hydroxysteroid Dehydrogenase (HSD) deaktiviert, so dass diesen beiden Enzymen eine kritische Rolle in der Aufrechterhaltung eines ausgeglichenen intraprostatischen DHT-Spiegels zukommt. Die Enzymaktivität der 3$\beta$-HSD wird von den beiden auf dem Chromosomenabschnitt 1p13 gelegenen Loki HSD3B1 und HSD3B2 kodiert. Lediglich das durch HSD3B2 kodierte Typ II Enzym wird in androgenabhängigen Geweben exprimiert und scheint für die Regulation der prostatischen DHT-Konzentrationen verantwortlich. Bis dato wurde eine polymorphe Nukleotidsequenz des HSDB2 Gens - $(TG)_n (TA)_n (CA)_n$ - mit dem bei den verschiedenen Rassen unterschiedlichen Risiko der PCA-Erkrankung in Zusammenhang gebracht. Weitere Analysen müssen jedoch noch erfolgen, um die Bedeutung des HSDB3 Gens für die Entwicklung, Progression und pharmakologische Beeinflussung des PCA adäquat beurteilen zu können.

## 6.5.  Die mTOR Signaltransduktionskaskade

Die medikamentöse Beeinflussung der PI3/Akt Signaltransduktionskaskade erscheint aufgrund ihrer zentralen Rolle in der Karzinogenese ein attraktiver Ansatz für die Entwicklung chemopräventiv aktiver Substanzen. Die genannte Signaltransduktionskaskade wird unter anderem von dem durch den Chromosomenabschnitt 10q23 kodierten PTEN Gen reguliert, welches bei einer Vielzahl solider Malignome, so auch dem PCA, inaktiviert ist [16]. Beim PCA finden sich in bis zu knapp 50 % inaktivierende Mutationen sowohl in den Karzinomzellen als auch in der PIN und macht diesen molekularen Marker zu einer interessanten Zielgröße für chemopräventive Studien. Inaktivierungen des PTEN erlauben eine unkontrollierte Stimulation der PI3/Akt Kinaseaktivität, die zur Translation variabler Proteine und transmembranöser Rezeptoren wie dem IGF, NGF, PDGF sowie Zytokinen wie Interleukin-6 und 8 beiträgt [17, 18]. Neben der gesteigerten Synthese dieser für den $G_2$/S-Phasenübergang kritischen Faktoren führt die gesteigerte Aktivierung pro-apoptotischer Proteine der BCL-2 Familie zu einer signifikanten Hemmung der zellulären Apoptose. Die kombinierte Aktion eines nach Stimulation der PI3/Akt Signaltransduktionskaskade einsetzenden ungehemmten Übergangs der Krebszellen in die S-Phase am G2/S-Checkpoint des Zellzyklus und der zudem inhibierten Apoptose resultiert in einer unkontrollierten zellulären Proliferation mit Ausbildung von Karzinomen (Abb. 6.2).

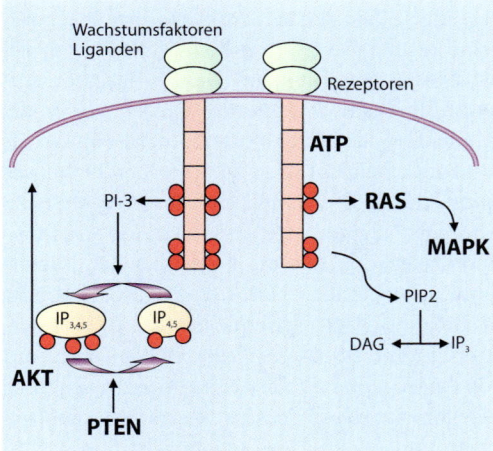

**Abb. 6.2:** Schematische Darstellung der Signaltransduktion von Wachstumsfaktoren. Wachstumsfaktoren binden an die extrazelluläre Domäne eines transmembranösen Rezeptors und bewirken eine Homodimerisierung der Rezeptoren mit Phosphorylierung spezifischer Tyrosinresiduen. Durch diese Phosphorylierung werden variable intrazelluläre Kaskaden aktiviert wie Phosphoinositol-3 Kinase/Akt, Phospholipase C, Janus Tyrosinkiase, MAP-Kinase. Nachfolgend resultiert die Transkription von Genen mit konsekutiver Proliferation, Differenzierung und Anti-Apoptose.

Derzeit wird das Wissen um die zentrale Rolle der PI3/Akt Signaltransduktionskaskade für die Karzinogenese und Progression des PCA therapeutisch

sowohl für die Behandlung fortgeschrittener Tumoren als auch für die Chemoprävention durch die Entwicklung spezifischer PI3/Akt Kinase Inhibitoren genutzt. Rapamycin ist ein solcher spezifischer Inhibitor, der nach intrazellulärer Bindung an das Immunophilin FK506 bindende Protein 12 (FKBP12) einen die mTOR (mammalian target of rapamycin) Proteinkinaseaktivität hemmenden Komplex eingeht [19]. Die Hemmung der mTOR Proteinase wiederum resultiert in der Inhibierung der 40S ribosomalen Protein S6 Kinase (p70s6k) und des 4E-Bindungsproteins 1 (4E-BP1). Beide Systeme kontrollieren die Synthese von spezifischen, für den $G_1$/S-Phasenübergang notwendigen mRNA's, so dass aus der mTOR vermittelten Hemmung der Proteinasen ein Zellzyklusarrest am $G_1$/S-Phasenübergang mit nachfolgender zellulärer Apoptose resultiert. Durch eine fehlende Aktivierung der Cyclin-abhängigen Kinasen und der Phosphorylierung des RB-Proteins sowie einen beschleunigten Umsatz des Cyclin D1 mit nachfolgender Depletion aktiver cdk4/Cyclin D1 Komplexe verstärkt Rapamycin den Zellzyklusarrest am $G_1$/S-Phasenübergang. Neben den beschriebenen antiproliferativen Eigenschaften scheinen dem Rapamycin auch antiangiogenetische Eigenschaften durch Hemmung der VEGFR Expression zuzukommen [19, 20].

Erste präklinische Untersuchungen an transgenen Mäusen mit durch überaktivierte AKT1 induzierter PIN in der ventralen Prostata haben nach Hemmung der mTOR Signaltransduktionskaskade durch spezifische Inhibitoren eine komplette Regression der PIN Zellen in normales Prostataepithel innerhalb von 2 Wochen darstellen können [21], so dass ein klinischer Einsatz in der Chemoprävention des PCA möglich und sinnvoll erschien. In präklinischen Untersuchungen an der PTEN-negativen PCA Zelllinie PC-3 und der PTEN positiven Zelllinie DU-145 konnte dargestellt werden, dass inaktivierende PTEN Mutationen nicht nur zu einer gesteigerten Proliferationsaktivität beitragen, sondern zudem eine intrinsische Refraktärität gegenüber Anthrazyklinen wie dem Doxorubicin vermitteln. Die Transfektion der Zelllinien mit intaktem PTEN sowie die begleitende Gabe des spezifischen mTOR Inhibitors Rapamycin induzierte eine erneute Sensitivität gegenüber den Zytostatika, so dass sich ein möglicher Einsatz des Rapamycinderivates CCI-779 insbesondere bei fortgeschrittenen PCA erwarten lässt. Neben den reinen in-vitro Untersuchungen konnte auch an Xenograftmodellen des PCA der positive Effekt des Rapamycin auf die therapeutische Effektivität der beiden Zytostatika Mitoxantron und Docetaxel nachgewiesen werden [22, 23]. Xenografts der PTEN negativen Zelllinie PC-3 und der PTEN positiven Zelllinie DU-145 zeigen nach begleitender Behandlung mit Rapamycin einen additiven Effekt, der sich in einer signifikanten Wachstumshemmung der Xenografts sowie in einer signifikanten Reduktion der Repopulation der Karzinomzellen zwischen den Therapiezyklen mit signifikanter Verlängerung des Überlebens manifestiert. Der unvermutete additive Effekt des Rapamycin zur Chemotherapie sowohl bei den PTEN negativen wie auch positiven Zelllinien ist neben den antiproliferativen Eigenschaften am ehesten auf die anti-angiogenetische Aktivität der Substanz zurückzuführen. Unter klinischen Bedingungen wurden in der Therapie des fortgeschrittenen PCA in den vergangenen Jahren eine Reihe von klinischen Phase I/II-Studien initiiert, die zu variablen Resultaten führten [24].

Prinzipiell erscheinen Rapamycinanaloga aufgrund der oralen Verfügbarkeit, eines geringen Nebenwirkungsspektrums sowie einer anti-angiogenetischen und proapoptotischen Aktivität für den chemopräventiven Einsatz geeignet. Problematisch in der breiten Anwendung ist der Wirkungsmechanismus des Rapamycin, der sich nur auf prämaligne oder bereits maligne Zellen mit einer Dysregulation der Akt/PI3 Signaltransduktionskaskade konzentriert. In Bezug auf die präventive Aktivität beim PCA kommen somit nur Patienten mit einem hohen Erkrankungsrisiko in Betracht, die zudem inaktivierende PTEN Mutationen oder eine erhöhte Akt Aktivität in den PIN Zellen der stanzbioptisch gewonnenen Gewebe aufweisen. Insgesamt ergibt sich somit die Option einer gezielten chemopräventiven Intervention bei einem jedoch sicher limitierten Personenkollektiv, so dass das pharmazeutische Interesse bezüglich der Weiterentwicklung derartiger therapeutischer Strategien fraglich erscheint.

## 6.6. Antiöstrogene und selektive Östrogenrezeptormodulatoren (SREM)

Östrogene spielen eine wesentliche Rolle in der Entwicklung der männlichen und weiblichen Reproduktionsorgane sowie des skelettalen und des kardiovaskulären Systems. Derzeit sind im Wesentlichen die beiden Östrogenrezeptoren E$\alpha$ und E$\beta$ in die physiologischen Regulationskreisläufe involviert [25]. Obwohl Östradiol beide Rezeptoren aktiviert, werden Transkription und zelluläre Proliferation über den E$\alpha$-Rezeptor vermittelt, während über den E$\beta$-Rezeptor die Aktivierung des E$\alpha$ Rezeptors verstärkt wird. Zudem kann über den E$\beta$-Rezeptor die Synthese der detoxifizierenden Glutathion-S-Transferase stimuliert werden. Intraprostatisch finden sich beide Östrogenrezeptoren sowohl im prostatischen Stroma als auch im Epithel. In der normalen Prostata und der BPH findet sich der E$\alpha$-Rezeptor in den stromalen Zellen, Östrogene vermitteln ihren wachstumsstimulierenden Effekt auf das Prostataepithel über parakrine Regelkreise. Im PCA konnte die Präsenz des E$\alpha$-Rezeptors, nicht jedoch des E$\beta$-Rezeptors immunhistochemisch dargestellt werden. Neben der Stimulation der Östrogenrezeptoren führen die mit zunehmendem Alter ansteigenden Östrogenspiegel durch die Upregulation der Expression des Androgenrezeptors zu einer gesteigerten Empfindlichkeit der Prostata gegenüber der Einwirkung zirkulierenden Testosterons. Zudem konnte in präklinischen Tiermodellen gezeigt werden, dass erhöhte Östrogenspiegel in der Gegenwart von Androgenen zu einer vermehrten Ausbildung der prostatischen intraepithelialen Neoplasie (PIN) und des Prostatakarzinoms beitragen [26]. Die beschriebenen Mechanismen lassen vermuten, dass der klinische Einsatz von Antiöstrogenen oder selektiven Modulatoren der Östrogenrezeptoren einen möglicherweise effektiven Beitrag in der Chemoprävention des PCA leisten könnten.

Der mögliche präventive Effekt der Phytoöstrogene wurde bereits in Kap. 5. dargestellt. Die sogenannten selektiven Östrogenrezeptormodulatoren (SERMs) werden auch als "schwache" Östrogene bezeichnet, da die Substanzen, abhängig vom exprimierenden Gewebetyp, sowohl antagonistische als auch agonistische Aktivitäten aufweisen können. In präklinischen Untersuchungen an den PCA-Zelllinien DU-145, LNCaP und PC3 konnte eindrucksvoll gezeigt werden, dass die beiden SERMs Tamoxifen und Toremifen in Anwesenheit eines intakten Androgenrezeptors (DU-145) die transaktivierende AR-Aktivität signifikant inhibieren, während die AR-Aktivität bei Präsenz aktivierender Mutationen (LNCaP) nicht beeinflusst wird [26, 27]. In PC-3 Zellen führen die beiden SERMs sowohl zu einer Hemmung der Rezeptoraktivität als auch zu einer signifikanten Wachstumshemmung des PCA. Diese hemmenden Effekte sind wesentlich stärker ausgeprägt als nach der Gabe von Antiandrogenen wie Flutamid oder Faslodex, so dass den SERMS wahrscheinlich sowohl ein antiandrogener als auch ein antiöstrogener Mechanismus zukommt. In einer weiteren tierexperimentellen Arbeit am transgenen Prostatakarzinom-Mausmodell (TRAMP) führte die orale Gabe von Toremifen in niedriger Dosierung gegenüber Toremifen in hoher Dosierung, Flutamid und Placebo zu einer signifikanten Verlängerung der Karzinombildung sowie der Überlebensrate. Die Gabe von Toremifen zeigte dosisunabhängig eine Erhöhung der Serumkonzentrationen von totalem und freiem Testosteron sowie Dihydrotestosteron bei konstanten Östradiolspiegeln, so dass eine androgenunabhängige, Östrogenrezeptor-vermittelte Signaltransduktionskaskade für die therapeutischen Effekte verantwortlich gemacht werden muss. Unter klinischen Aspekten scheint Toremifen dem Tamoxifen überlegen zu sein, das aufgrund der Ausbildung von DNA-Addukten und der daraus resultierenden DNA-Schädigung durchaus neoplastische Aktivität entfalten kann. Erste klinische Phase II-Studien scheinen die präklinische Effektivität des Toremifen zur Prävention des PCA zu bestätigen [28]. In einer prospektiven Untersuchung erhielten 21 Männer mit stanzbioptisch gesicherter high-grade PIN Toremifen (60 mg/die) über einen Zeitraum von 4 Monaten, bevor eine erneute extensive Stanzbiopsie durchgeführt wurde. Im Vergleich zu einer hi-

storischen Kontrollgruppe (17,9 %) wiesen 72 % der Männer in der Kontrolle keine PIN und kein PCA auf. Basierend auf diesen Ergebnissen und der Tatsache, dass keine signifikanten therapieassoziierten Nebenwirkungen auftraten, wurde eine prospektiv randomisierte, doppelblinde, placebokontrollierte klinische Phase III-Studie initiiert, deren Ergebnisse abzuwarten sind.

## 6.7. Epidermal Growth Factor Receptor (EGFR)

Eine Vielzahl der innovativen Therapieansätze ist gegen Rezeptoren der EGFR-Familie und ihre nachgeschalteten, nukleär wirkenden signaltransduzierenden Komponenten gerichtet. Dabei werden derzeit eine Vielzahl von klinischen Studien im Bereich des HRPCA bzw. der PSA-Progression nach radikaler Prostatektomie realisiert. Bezüglich der Chemoprävention könnte der Beeinflussung des EGFR eine gewisse Bedeutung zukommen, da eine Überexpression bereits in der high-grade PIN nachweisbar ist. Für den therapeutischen Einsatz entsprechender Inhibitoren wird es notwendig sein, Subgruppen mit Überexpression des EGFR auf dem Boden immunhistochemischer Analysen zu identifizieren.

### ■ EGFR/erbB1-4

EGFR/*erb*B1-4 stellen strukturell ähnliche Tyrosinkinasen dar [31-36], die nach Aktivierung durch verschiedene Liganden zu einer vermehrten Phosphorylierung von abhängigen Proteinen sowie zu einer Freischaltung von Bindungsstellen für weitere Signaltransduktoren mit konsekutiver zellulärer Proliferation, Überexpression von VEGF, Apoptose-Inhibition sowie verstärkter zellulärer Motilität und Invasionskapazität führen (Abb. 6.3).

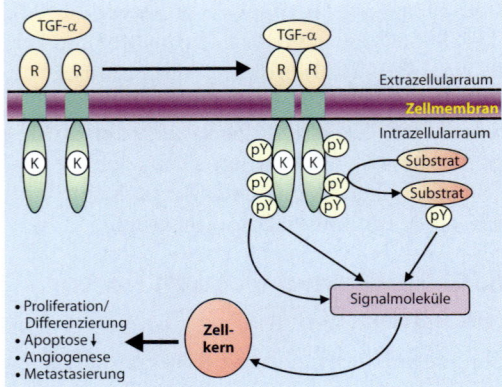

**Abb. 6.3:** Schematische Darstellung der Signaltransduktion für den EGF-Rezeptor. Bindung des Liganden TGF-α an die extrazelluläre Domäne von EGFR (R) führt zur Phosphorylierung von der intrazellulären Domäne der Tyrosinkinase (pY) mit konsekutiver Aktivierung verschiedener Signaltransduktionskaskaden, die eine transkriptionale Aktivität im Zellkern entfalten und in Proliferation, Differenzierung, Neo-Angiogenese sowie Anti-Apoptose der Zelle münden.

Unter den verschiedenen therapeutischen Optionen zur Inhibierung der EGFR-vermittelten Signaltransduktionskaskade (monoklonale Antikörper, Antisense Oligonukleotide, niedermolekulare Inhibitoren der Rezeptoraktivität) haben sich monoklonale Antikörper in klinischen Studien bereits bewährt und sollen deshalb kurz bezüglich ihres therapeutischen Potentials charakterisiert werden.

*Cetuximab* (C225) ist ein monoklonaler Antikörper, der speziell gegen die externe Bindungsdomäne des EGFR gerichtet ist [33]. In einer ersten klinischen Phase I-Studie hat die Kombination von C225 mit Doxorubicin beim HRPCA zu einem stabilen Krankheitsverlauf bei 38 % der Patienten geführt [34]. Präklinische Untersuchungen an androgenempfindlichen PCA-Zelllinien haben demonstriert, dass die duale Blockade der AR-Funktion durch Kombination eines Antiandrogens mit C225 einen signifikanten Wachstumsarrest bedingte. In dieser Kombinationstherapie könnte ein interessanter Ansatzpunkt für weitere Studien beim virginell metastasierten PCA liegen.

*Trastuzumab* (Herceptin) ist ein monoklonaler Antikörper, der an den HER2/neu Rezeptor bindet. Auch wenn in wenigen Studien eine Überexpression von HER2/neu beim PCA nachgewiesen wurde, sind die Resultate zu inkonsistent, als dass

ein breiter klinischer Einsatz beim PCA oder beim HRPCA denkbar wäre.

*ZD1839* ist ein niedermolekularer Inhibitor der EGFR Tyrosinkinaseaktivität, der zumindest in präklinischen Untersuchungen zu einer Wachstumsinhibition von PCA-Xenografts geführt hat. Dabei wurden die besten Therapieergebnisse für ZD1839 in der Kombination mit Paclitaxel und Carboplatin erzielt. In einer ersten klinischen Phase I-Studie wurden 19 Patienten mit HRPCA in einer Dosierung von 100 bis 1000 mg behandelt; eine Dosis von 500 mg wurde vom Nebenwirkungsspektrum her als maximal tolerable Dosis identifiziert. Unter den 14 auswertbaren Patienten erreichten 2 einen PSA Abfall um mindestens 50 % für die Zeitdauer von 2,5 und 6,5 Monaten. 75 % der Patienten erzielten eine signifikante Reduktion von Metastasen-assoziierten Beschwerden für einen Zeitraum von 1,5 bis 6,5 Monaten. Diese Daten haben zur Initiierung von weiteren Phase I-Studien geführt, in denen die Kombination von ZD1839 ± Docetaxel/Estramustin getestet wird.

## 6.8. Zusammenfassung

Die oben ausgeführten Darstellungen zeigen, dass sich eine Vielzahl von molekularen Zielgrößen beim PCA zur Realisierung einer spezifischen medikamentösen Prävention anbieten. Derzeit liegen nur für die Hemmung der 5α-Reduktase durch Finasterid und der mTOR Signaltransduktionskaskade durch Toremifen verwertbare klinische Ergebnisse vor, die einen Einsatz bei Risikopatienten rechtfertigen. Für die Entwicklung weiterer großflächig einsetzbarer Substanzen sind eine hohe therapeutische Effektivität, eine geringe bis minimale Nebenwirkungsrate und geringe Kosten unabdingbare Voraussetzung.

### Literatur

1. Makridakis NM, Reichhardt. Molecular epidemiology of androgen – metabolic loci in prostate cancer: predisposition and progression. J Urol 2004; 171: S25

2. Rabbani F, Gleave ME: Treatment of metastatic prostate cancer: Endocrine therapy. In: Hamdy FC, Basler JW, Neal DE, Catalona WJ (Eds): Management of Urologic Malignancies. Churchill Livingstone 2002, S. 210 – 226

3. Andersson S, Bishop RW, Russell DW: Expression cloning and regulation of steroid 5α- reductase, an enzyme

essential for male sexual differentiation. J Biol Chem 1989; 264: 16249

4. Barrack ER. Androgen receptor mutations in prostate cancer. Mt Sinai J Med 1996; 63: 403

5. Chen C, Lamharzi N, Weiss et al. Androgen receptor polymorphisms and the incidence of prostate cancer. Cancer Epidemiol Biomarkers Prev 2002; 11: 1033

6. Marcelli M, Ittmann M, Mariani S, et al. Androgen receptor mutations in prostate cancer. Cancer Res 2000; 60: 944

7. Visakorpi T, Hyytinen E, Koivisto T et al. I vivo amplification of the androgen receptor gene and progression of human prostate cancer. Nat Genet 1995; 9: 401

8. Zeegers MP, Kiemeney ALM, Nieder AM, et al. How strong is the association between CAG and CGN repeat length polymorphisms in the androgen receptor gene and prostate cancer risk? Cancer Epidemiol Biomarkers Prev 2004; 13: 1765

9. Gsur A, Preyer M, Haidinger G, et al. Polymorphic CAG repeats in the androgen receptor gene, prostate-specific antigen polymorphism and prostate cancer risk. Carcinogenesis 2002; 23: 1647

10. Russel DW, Wilson JD. Steroid 5α – reductase: two genes/two enzymes. Annu Rev Biochem 1994; 63: 25

11. Makridakis NM, Ross RK, Pike MC et al. Association of missense substitution in the SRD5A2 gene with prostate cancer in African American and Hispanic men in Los Angeles, USA. Lancet 1999; 354: 975

12. Jaffe JM, Malkowicz SB, Walker AH, et al. Association of the SRD5A2 genotype and pathological characteristics prostate cancer. Cancer Res 2000; 60: 1626

13. Giwercman YL, Abrahamsson PA, Giwervman A, et al. The 5a-reductase type II A49T and V89L high activity allelic variants are more common in men with prostate cancer compared with general population. Eur Urol 2005; 48: 679

14. Makridakis NM, si Salle E, Reichhardt J. Biochemical and pharmacogenetic dissection of human steroid 5α-reductase type II. Pharmacogenetics 2000; 10: 407

15. Akalu A, Dimajian DA, Highshaw RA et al. Somatic mutations at the SRD5A2 locus encoding prostatic steroid 5alpha reductase during prostate cancer progression. J Urol 1999; 161: 1355

16. Feilotter HE, Nagai MA, Boag AH, et al. Analysis of PTEN and the 10q23 region in primary prostate carcinomas. Oncogene 1998; 16: 1743

17. Paweletz CP, Charboneau L, Bichsel VE, et al. Reverse phase protein microarrays which capture disease progression show activation of pro-survival pathways at the cancer invasion front. Oncogene 2001; 20: 1981

18. Vivanco I, Sawyers CL. The phosphatidylinositol 3-Kinase AKT pathway in human cancer. Nat Rev Cancer 2002; 2: 489

19. Hidalgo M, Rowinsky EK. The rapamycin-sensitive signal transduction pathway as a target for cancer therapy. Oncogene 2000; 19: 6680

20. Guba M, von Breitenbuch P, Steinbauer M, et al. Rapamycin inhibits primary and metastatic tumor growth by antiangiogenesis: involvement of vascular endothelial growth factor. Nat Med 2002; 8: 128

21. Majumder PK, Febbo PG, Bikoff R, et al. mTOR inhibition reverses Akt-dependent prostate intraepithelial neoplasia through regulation of apoptotic and HIF-1 dependent pathways. Nat Med 2004; 10: 594

22. Grünwald V, DeGraffenried L, Russel D, et al. Inhibitors of mTOR reverse doxorubicin resistance conferred by PTEN status in prostate cancer cells. Cancer Res 2002; 62: 6141

23. Wu L, Bihrle DC, Tannock IF. Effects of the mammalian target of rapamycin inhibitor CCI-779 used alone or with chemotherapy on human prostate cancer cells and xenografts. Cancer Res 2005; 65: 2825

24. Dancey JE. Clinical development of mammalian target of rapamycin inhibitors. Hematol Oncol North Am 2002; 16: 1101

25. Steiner MS, Raghow S. Antiestrogens and selective estrogen receptor modulators reduce prostate cancer risk. World J Urol 2003; 21: 31 - 36

26. Raghow S, Hooshdaran MZ, Katiyar S, et al. Toremifene prevents prostate cancer in the transgenic adenocarcinoma of mouse prostate model. Cancer Res 2002; 62: 1370 – 1376

27. Kawashima H, Tanaka T, Ceng JS, et al. Effect of antiestrogens on the androgen receptor activity and cell proliferation in prostate cancer cells. Urol Res 2004; 32: 406 – 410

28. Steiner MS, Pound CR. Phase IIA clinical trial to test the efficacy and safety of Toremifene in men with high-grade prostatic intraepithelial neoplasia. Clin Prostate Cancer 2003; 2: 24 - 31

29. Harper ME, Glynne-Jones E, Goddard L, et al. Expression of androgen receptor and growth factors in premalignant lesions of the prostate. J Pathol 1998; 186: 169

30. Scher HI, Sarkis A, Reuter V, et al. Changing pattern of expression of the epidermal growth factor receptor and transforming growth factor alpha in the progression of prostatic neoplasms. Cancer Res 1995; 1: 545

31. Hernandez-Sotomayor SMT, Carpenter G. Epidermal growth factor receptor: elements of intracellular communication. J Membr Biol 1992; 128: 81

32. Scher HI, Sarkis A, Reuter V, et al. Changing pattern of expression of the epidermal growth factor receptor and transforming growth factor a in the progression of prostatic neoplasms. Clin Cancer Res 1995; 1: 545

33. Etessami A, Bourhis J. Cetuximab. Drugs Fut 2000; 25: 895 - 899

34. Slovin SF, Kelly WK, Cohen R, et al. Epidermal growth factor receptor (EGFr) monocloncal antibody (MoAb) C225 and doxorubicine (DOC) in androgen independent prostate cancer : results of a phase Ib/II study. Proc ASCO 1997; 16: 1108

35. Ciardiello F. Epidermal growth factor receptor tyrosine kinase inhibitors as anticancer agents. Drugs 2000; 60 (Suppl. 1): 25

36. Deuel TF. Polypeptide growth factors: roles in normal and abnormal growth. Annu Rev Cell Biol 1987; 3: 443

# Prostatitis und unspezifische Prostataentzündungen als Option der Chemoprävention

# 7. Prostatitis und unspezifische Prostataentzündungen als Option der Chemoprävention

## 7.1. Einleitung

Aufgrund des häufigen histologischen Nachweises einer chronischen Prostatitis in unmittelbarer Nachbarschaft zu den Karzinomherden wird seit langem die Frage diskutiert, ob chronische Entzündungen der Prostata einen Beitrag zur Karzinogenese liefern könnten. In anderen Organsystemen wird die Karzinogenese seit langem mit chronischen Entzündungen durch infektiöse Erreger beim Magenkarzinom (Helicobacter pylori), Leberzellkarzinom (Hepatitis B und C) und beim Plattenepithelkarzinom der Harnblase (Schistosomiasis) in Verbindung gebracht. Auch die Entwicklung des kolorektalen Karzinoms soll durch chronische Inflammationsprozesse getriggert werden. Von chronischen Entzündungsprozessen unabhängig zu betrachten ist die Entwicklung von Karzinomen, die, wie beispielsweise das Cervixkarzinom, durch onkogene DNA-Sequenzen humaner Papillomaviren initiiert werden. Chronische Entzündungsprozesse können über die Immunantwort aktivierter Phagozyten zur Bildung und Freisetzung von reaktiven Sauerstoff- und Stickstoffspezies (ROS und RNS) führen (☞ auch Kap. 5.). Die DNA-schädigende Wirkung der ROS/RNS manifestiert sich durch Induktion von Einzel- und Doppelstrangbrüchen sowie DNA-Addukten, die über somatische Mutationen signifikante Dysfunktionen und, abhängig vom Ausmaß der Schädigung, nachfolgend zu Apoptose oder Ausbildung maligner Zellen führen können. Lipidschäden werden durch eine Kaskade der Lipidperoxydation verursacht, die über eine Alteration der Eigenschaften von Membranlipiden die Permeabilität der Zellmembran verändert.

Im Rahmen der Tumorgenese führen die ROS/RNS selbst oder Folgeprodukte der Lipidperoxydation (Malondialdehyd oder 4-Hydroxynonenal) zu Mutationen krebsassoziierter Gene und posttranslationaler Modifikation von Proteinen über Phosphorylierung oder Nitrosylierung. Zudem können die ROS/RNS in die Signaltransduktionskaskade der zellulären Proliferation über die Induktion der Proto-Onkogene cFOS, cJUN und cMYC oder durch Schädigung der DNA-Reparaturenzyme, der Apoptosemodulatoren sowie des p53 mit konsekutiver Deregulierung der zellulären Proliferationskontrolle eingreifen.

## 7.2. Chronische intraprostatische Entzündung

Sollten inflammatorische Prozesse eine wesentliche Rolle in der Karzinogenese des PCA spielen, müssten chronische Entzündungen sowie regenerative Läsionen einen häufig zu beobachtenden histologischen Befund in der Prostata bzw. in der unmittelbaren Nachbarschaft des PCA darstellen. Tatsächlich lassen sich chronische Entzündungen in der überwiegenden Mehrzahl der Prostatabiopsien bzw. der Resektionspräparate nach TUR-P nachweisen [1, 2]. Auch bei Männern ohne klinischen Hinweis für eine prostatische Anomalie im Sinne einer Entzündung, einer BPH oder eines PCA lassen sich bei bis zu einem Drittel der Personen entzündliche Zellen im Prostatasekret darstellen [3]. In einer Vielzahl der Präparate lassen sich zudem Regionen atrophierter, prostatischer Epithelzellen mit gegenüber dem normalen Prostataepithel erhöhtem Proliferations- und erniedrigtem Apoptoseindex nachweisen, die zudem mit ausgeprägten inflammatorischen Infiltraten assoziiert sind. Diese regenerativen Läsionen werden entsprechend ihrer histologischen und immunhistochemischen Charakteristik als proliferative inflammatorische Atrophie (PIA) bezeichnet [4]. Ein ursächlicher Zusammenhang zwischen der PIA und einer chronischen Prostatitis wird wegen der Überexpression des GSTP1, GSTA1 und der COX-2 vermutet, die als Stressantwort auf die Bildung der mit einer chronischen Entzündung einhergehenden vermehrten Synthese von ROS und RNS gedeutet werden. Verschiedene Untersuchungen weisen daraufhin, dass die PIA eine Präkanzerose darstellen könnte, nachdem diese überproportional häufig in unmittelbarer Nachbarschaft zu Karzinomfoci oder zur high grade PIN gefunden wird [5]. Da die high grade PIN und das manifeste PCA in über 90 % eine fehlende GSTP1

Expression aufweisen, scheint ein Verlust der physiologischen Abwehrmechanismen den Übergang von der PIA in eine PIN/PCA zu charakterisieren und zur Pathogenese des PCA beitragen zu können. Bis dato ist allerdings ungeklärt, ob die PIA ein Vorläufer des PCA ist oder lediglich einen Indikator für ein für die Karzinogenese besonders günstiges intraprostatisches Umfeld repräsentiert. Die Idee einer chronischen Entzündung als Auslöser des PCA ist allerdings von daher eine attraktive Hypothese, als dass die Pathogenese des Magenkarzinoms durch Helicobacter pylori über den Prozess einer chronischen Entzündung mit nachfolgender inflammatorischer Schädigung des Epithels und konsekutiver epithelialer Atrophie und Dysplasie bewiesen ist. Über den Status der chronischen Entzündung mit wiederholter epithelialer Schädigung und repetitiver zellulärer Regeneration als Reaktion auf die vermehrte Synthese von ROS und RNS sowie die Infiltration durch Makrophagen und Neutrophile mit konsekutiver Freisetzung inflammatorischer Zytokine (IL-1, IL-6, TNF) sowie der durch die entzündungsbedingte lokale Hypoxie induzierte Überexpression des VEGFR mit vermehrter Neovaskularisation könnte die Karzinogenese des PCA getriggert werden [6].

## 7.3. Molekulare Marker

Somatische Mutationen und Inaktivierungen des die Glutathion-S-Transferase (GST) kodierenden GSTP1 Gens erbrachten die ersten Hinweise einer möglichen bedeutsamen Rolle chronischer intraprostatischer Entzündungsprozesse für die Karzinogenese des PCA. Die GST sind Enzyme, die letztendlich über eine Inaktivierung freier Sauerstoffradikale einen deutlichen protektiven Effekt gegenüber der Karzinomentwicklung nach Exposition gegenüber chemischen Karzinogenen ausüben. Während das PCA und die PIN durch einen völligen Verlust der GSTP1 Expression auf dem Boden einer CpG Hypermethylierung gekennzeichnet sind, findet sich eine massive GSTP1 Überexpression in Regionen aktiver intraprostatischer Entzündungen [7, 8]. Neben dem GSTP1-Verlust in prämalignen und malignen prostatischen Läsionen findet sich eine derartige Hypermethylierung bei bis zu 10 % der Herde mit einer prostatischen inflammatorischen Atrophie [8], während die übrigen PIA Areale eine normale

GSTP1 Expression aufweisen. Die Autoren vermuten, dass die Zellen mit Expressionsverlust eine erhöhte Empfänglichkeit genetischer Alterationen über die freien Sauerstoff- und Stickstoffradikale aufweisen und den Zielort der malignen Transformation repräsentieren könnten. Der GSTP1 Verlust scheint mit einer erhöhten Empfänglichkeit gegenüber verschiedenen Karzinogenen assoziiert zu sein, wie in präklinischen Modellen nachgewiesen werden konnte.

Neben den klinischen und immunhistochemischen Befunden weisen verschiedene molekulare Alterationen des PCA gegenüber dem normalen Prostataepithel auf einen möglichen Zusammenhang zwischen einer chronischen Prostataentzündung und der Entwicklung eines PCA hin. Der Ala16Val Polymorphismus des MnSOD Gens, das ein mitochondriales Enzym mit protektiver Wirkung gegenüber oxidativem Stress kodiert, ist mit einem signifikant erhöhtem PCA Risiko (OR 1,72, 95 % CI 0,96-3,08) assoziiert [9]. Ebenso zeigten sich in einer weiteren Fall-Kontroll-Studie verschiedene Varianten des hOGG1 Gens, das ein Enzym zur Reparatur oxidativer genomischer Schäden kodiert, mit einem erhöhtem PCA Risiko assoziiert [10]. Die Daten konnten in einer nachfolgenden klinischen Studie bezüglich des Ser362Cys Polymorphismus bestätigt werden (OR 2,1, 95 % CI 1,2-3,8).

Mutationen oder Polymorphismen verschiedener anderer Gene (RNASEL, MSR1), denen allen eine wesentliche Rolle in der viralen und bakteriellen Infektabwehr zukommt, scheinen mit einem erhöhten PCA-Erkrankungsrisiko assoziiert zu sein, ohne dass der zugrunde liegende Pathomechanismus bekannt wäre [11]. RNASEL kodiert für eine wesentliche Endoribonuklease eines durch virale Infektionen aktivierten, Interferon-abhängigen RNA Degradationspfades. Verschiedene zu defekter Enzymaktivität führende Mutationen der RNASEL wurden auf dem Boden von Linkagestudien als mögliche genetisch determinierte Empfänglichkeiten gegenüber inflammatorisch induzierten zellulären Atypien induziert. In einer Kohortenstudie war eine besondere Mutation in Codon 462 des Gens (Arg462Gln) bei Heterozygotie mit einem 1,46-fach (1,09-1,95, 95 % Konfidenzintervall) und bei Homozygotie mit einem 2,12-fach (1,19-3,68, 95 % Konfidenzintervall) erhöhten PCA-Erkrankungsrisiko in bestimmten Familien assoziiert. Keimbahnmutationen des MSR1 Gens, das für eine Untereinheit eines Makrophagen-Rezeptors mit der Fähigkeit zur Bindung und Entsorgung bakterieller Lipopolysaccharide sowie oxidierter Lipoproteine des Serums kodiert, scheinen in Familien mit einem hohen PCA-Erkrankungsrisiko zu einer besonderen genetischen Empfänglichkeit beizutragen. In der Prostata ist die MSR1 Expression streng auf Makrophagen in Regionen intraprostatischer Entzündung limitiert, so dass Mutationen auch bei nicht-familiären PCA erhöht nachweisbar sein sollten. In diesem Zusammenhang erscheinen 2 Fall-Kontroll-Studien wichtig, die spezifische Mutationen bei 2,52 % (Arg293X) und 6,8 % (Asp174Tyr) der Patienten, aber nur bei 0,39 % (p=0,0047) bzw. 3,6 % (p= 0,14) nicht betroffener Männer nachweisen konnten.

Alles in allem scheinen die beschriebenen Mutationen verschiedener in die Infektabwehr involvierter Gene Prozesse zu aktivieren, die erste zelluläre Atypien wie die PIA oder die PIN induzieren und zur Entwicklung eines manifesten PCA beitragen können (Abb. 7.1).

## 7.4. Prostatitis, Prostataentzündungen und PCA: epidemiologische Daten

Die Beweisführung eines kausalen Zusammenhangs zwischen Entzündungen der Prostata und der Ausbildung eines PCA hat sich bisher schwierig gestaltet, da eine asymptomatische Prostatitis in nahezu allen Präparaten der Prostata histologisch vorhanden ist. Eine Assoziation zwischen der asymptomatischen Prostatitis und PCA konnte in epidemiologischen Studien nicht eindeutig dargestellt werden, da Kenngrößen wie Alter zum Zeitpunkt der Manifestation, natürlicher Krankheitsverlauf und Daten zu geografisch unterschiedlichen Inzidenzen und Prävalenzen unbekannt sind. Der potentielle Zusammenhang zwischen symptomatischer Prostatitis und PCA könnte einem Bias zugrunde liegen, da Männer mit symptomatischem Krankheitsbild eher eine ärztliche Untersuchung und Behandlung wahrnehmen und somit einer intensiven Diagnostik mit höherer Wahrscheinlichkeit des PCA-Nachweises unterliegen als Männer mit asymptomatischer Prostatitis.

Trotz dieser evidenten Schwierigkeiten existieren eine Reihe von epidemiologischen Untersuchungen, die einen Zusammenhang zwischen sexuell übertragbaren Erkrankungen und dem PCA Erkrankungsrisiko vermuten lassen [12, 13]. Das

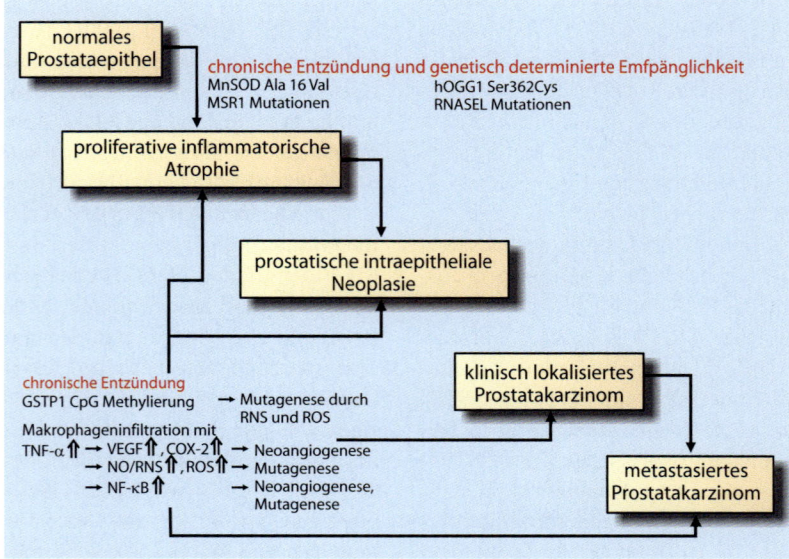

**Abb. 7.1:** Einfluss möglicher inflammtorisch getriggerter genetischer und molekularer Ereignisse auf die Entwicklung eines PCA.

PCA Risiko ist bei Männern mit abgelaufener Syphilis oder Gonorrhoe um den Faktor 1,6 erhöht, bei mehr als 3 Entzündungsepisoden sogar um den Faktor 3,3. Da das PCA Risiko unabhängig von dem auslösenden Krankheitserreger und der Art der Geschlechtskrankheit erhöht ist, scheint weniger ein virales oder bakterielles Onkogen, sondern vielmehr die inflammatorische Immunantwort des Wirtes im Sinne der oben beschriebenen Abwehrmechanismen mit Invasion von Makrophagen, Freisetzung von Zytokinen und Ausbildung von ROS/RNS für die PCA Entwicklung verantwortlich zu sein. In diesem Zusammenhang wurden in einer Reihe von klinischen Studien unter Männern mit PCA erhöhte Serumtiter zirkulierender Antikörper gegen die Syphilis, HPV Typ 16 und 18, jedoch nicht für Herpesviren oder Chlamydien nachgewiesen [14, 15].

Das Risiko an einem PCA zu erkranken scheint für Männer mit einer zurückliegenden Prostatitis um den Faktor 1,57 erhöht zu sein. Allerdings muss bei dieser Metaanalyse das bereits angesprochene Problem des diagnostischen Bias berücksichtigt werden. In verschiedenen Studien wurde versucht, die Hypothese der inflammatorischen Genese des PCA durch die Messung der Serumspiegel zirkulierender akute Phase Proteine sowie Zytokine zu erhärten. Die Serumkonzentrationen sowohl des C-reaktiven Proteins als auch des IL-6 sind bei Patienten mit PCA gegenüber Kontrollen signifikant erhöht [16-18]. Nachdem die Befunde aber in aller erster Linie bei Männern mit fortgeschrittenem oder hormonrefraktärem PCA nachweisbar waren, sind diese Veränderungen eher auf die Tumorerkrankung als auf ein die Karzinogenese triggerndes inflammatorisches Ereignis zurückzuführen. Der tatsächliche klinische Stellenwert der Zytokine könnte nur in Studien erfasst werden, die die Zytokin-Serumkonzentrationen bei tumorfreien Patienten vor und nach abgeschlossener lokaler Therapie bestimmen und mit dem Auftreten von Rezidiven korrelieren.

Der Tumor Nekrose Faktor α (TNF-α) als proinflammatorisches Zytokin nimmt zum einen eine wichtige Rolle in der Vermittlung lokaler Entzündungsaktivitäten ein, zum anderen kann TNF-α, wenn kontinuierlich lokal in niedrigen Konzentrationen synthetisiert, als Promotor der Karzinogenese fungieren [19]. Dabei tragen die Induktion angiogenetischer Faktoren (COX-2, VEGF, Metal-loproteinasen), die Stimulation von Transkriptionsfaktoren der NF-κB Familie, sowie die Suppression der Androgenrezeptorexpression zur Entwicklung und Progression des PCA bei [19]. Zudem zeigen eine Reihe von präklinischen und klinischen Untersuchungen, dass der über Makrophagen vermittelten Aktivierung des Cyclooxygenase-Isoenzyms COX-2 sowie der nachfolgend induzierten Synthese von Prostaglandinen und Eicosanoiden eine zusätzliche wichtige Rolle in der Karzinogenese und Progression des PCA zukommen könnte. In vitro Untersuchungen an verschiedenen PCA-Zelllinien haben zeigen können, dass die Gabe von nichtsteroidalen Antirheumatika zu einer Inhibierung der COX-2 Aktivität mit konsekutiver Apoptose und Wachstumshemmung der PCA Zellen führt [20, 21]. In weiteren präklinischen tierexperimentellen Untersuchungen konnte durch die Gabe von nichtsteroidalen Antirheumatika lokales Tumorwachstum und Metastasierung effektiv unterbunden werden. Auch unter klinischen Aspekten kann in der PIN sowie im PCA eine Überexpression der COX-2 gegenüber prostatischem Normalgewebe nachgewiesen werden, so dass sich aus den präklinischen Untersuchungen prinzipiell eine wissenschaftliche Rationale für den präventiven Einsatz von NSAID oder selektiven COX-2 Inhibitoren ableiten ließe.

## 7.5. Nichtsteroidale Antirheumatika und Antiphlogistika

In klinischen Studien konnte nachgewiesen werden, dass der Einsatz nichtsteroidaler Antirheumatika und spezifischer COX-2 Inhibitoren nicht nur zu einer effektiven Prävention, sondern auch zu einer Regression von den mit einem erhöhten Krebsrisiko assoziierten intestinalen Polypen in Hochrisikogruppen wie der familiären Polyposis coli führt [22, 23]. Der therapeutische Effekt wird sowohl auf die Induktion proapoptotischer COX-2 spezifischer Mechanismen (Reduktion der intratumoralen Prostaglandinkonzentration) als auch auf COX-2 unabhängige Phänomene zurückgeführt; der exakte proaptotische Wirkungsmechanismus ist bis dato jedoch noch nicht ausreichend geklärt. Wie oben beschrieben, finden sich auch beim PCA erhöhte intratumorale Konzentrationen der COX-2, Prostaglandine und Eicosanoide, so dass ein therapeutischer Einsatz der Substanzklasse der COX-2 Inhibitoren oder nichtsteroidaler Antirheumatika in Hochrisikogruppen der PCA Entwicklung sinnvoll erscheint.

Auch wenn unter in vitro Bedingungen und in tierexperimentellen Studien eine effektive Wirksamkeit der Medikation beschrieben ist [24], sind die Daten klinischer Studien und Untersuchungen durchwachsen und weniger überzeugend ([25-31], Tab. 7.1). Während in 2 großen, mehrere tausend Männer umfassenden Studien kein protektiver Effekt von Aspirin oder Ibuprofen auf das PCA Erkrankungsrisiko nachgewiesen werden konnte [25, 26], zeigen andere epidemiologische Untersuchungen zumindest einen positiven Trend bezüglich des Erkrankungs- oder Progressionsrisikos. In einer über 90.000 Männer erfassenden Informationsstudie zwischen den Jahren 1964 und 1973 wurde die tägliche Einnahme von Aspirin mit dem PCA-Erkrankungsrisiko korreliert [28]. Die Einnahme von 6 Tabletten Aspirin/die war mit einer deutlichen Reduktion des Erkrankungsrisiko assoziiert (OR 0,76, 95 % CI 0,60-0,98). In einer ähnlich gelagerten Umfrageuntersuchung an nahezu 50.000 Männern konnte dieser protektive Effekt jedoch nur bezüglich der Entwicklung eines metastasierten PCA nachgewiesen werden. In der longitudinalen Studie der Mayo Klinik an 1362 Männern im Alter von 50 bis 79 Jahren zeigte sich unter den Männern mit chronischer Einnahme von NSAID gegenüber Männern ohne kontinuierliche NSAID Medikation eine signifikante Reduktion der PCA Erkrankungsrate von 4 % gegenüber 9 % ($p < 0,01$, [30]). Eine weitere Fall-Kontroll-Studie, die 417 Männer mit einem histologisch gesicherten PCA und 420 Männer ohne PCA verglich, wur-

de eine Risikoreduktion bezüglich des Erkrankungsrisikos nach Einnahme von nicht verschreibungspflichtigen NSAIDs um 66 % nachgewiesen [29]. In einer weiteren Studie wurde der mögliche protektive Effekt nichtsteroidaler Antirheumatika außer Aspirin auf das Erkrankungsrisiko untersucht [31]. Es zeigte sich eine signifikante Reduktion des PCA Risikos für Männer in einem Alter über 60 Jahren (60-69 OR 0,4, 95 % CI 0,2-0,8, 70-79 OR 0,2, 95 % CI 0,1-0,5), nicht jedoch für die jüngeren Männer.

Derzeit existieren jedoch keine laufenden klinischen Studien, die den präventiven Effekt spezifischer COX-2 Inhibitoren auf die PCA Karzinogenese untersuchen. Lediglich in einer aktuellen Studie wird der Effekt von Celecoxib versus einem Placebo vor radikaler Prostatektomie untersucht, um Fragen nach Veränderungen der intraprostatischen Prostaglandinkonzentrationen und angiogenetischer Faktoren sowie pharmakokinetischer und -dynamischer Phänomene zu beantworten. Die initial geplante prospektiv randomisierte präventive klinische Phase III-Studie zur Effektivität von 25 mg Rofecoxib versus Placebo wurde aufgrund des aktuellen kardiovaskulären Nebenwirkungsprofils der Medikation nicht realisiert.

## Literatur

1. Gerstenbluth RE, Seftel AD, MacLennan GT, et al. Distribution of chronic prostatitis in radical prostatectomy specimens with upregulation of bcl-2 in areas of inflammation. J Urol 2002; 167: 2267

2. Di Silverio F, Gentile V, De Matteis A, et al., Distribution of inflammation, premalignant lesions, incidental

| Autor | Studiendesign | Fallzahl | Erkrankungsrisiko |
|---|---|---|---|
| Leitzmann [26] | Kohortenstudie | 47.882 | 0,73 (0,39-1,38) nur für metPCA |
| Norrish [27] | Fall-Kontroll Studie | 317 PCA vs 480 Kontrolle | 0,73 (0,50-1,07), Trend |
| Habel [28] | Kohortenstudie | 90.100 | 0,76 (0,60-0,98), Trend |
| Nelson [29] | Fall-Kontroll Studie | 417 PCA vs 420 Kontrolle | 0,34 (0,23-0,58), p < 0,05 |
| Roberts [30] | Kohortenstudie | 1362 | 0,45 (0,23-0,73), p < 0,01 für 60-69 0,20 (0,1-0,5), p < 0,01 für 70-79 |
| Paganini-Hill [32] | Kohortenstudie | 5106 | 0,90-0,95* |
| Langman [33] | Fall-Kontroll Studie | 1813 PCA vs 5354 Kontrolle | 1,33 (1,07-1,64)* |

**Tab. 7.1:** Ergebnisse epidemiologischer Studien zur präventiven Effektivität nichtsteroidaler Antirheumatika auf das PCA-Erkrankungsrisiko. *korrigierte Odds-Ratio.

carcinoma in histologically confirmed benign prostatic hyperplasia: a retrospective analysis. Eur Urol 2003; 43: 164

3. Carver BS, Bozeman CB, Williams BJ, et al. The prevalence of men with National Institute of Health Category IV prostatitis and association with serum prostate specific antigen. J Urol 2003; 169: 589

4. De Marzo AM, Marchi VL, Epstein JI, et al. Proliferative inflammatory atrophy of the prostate: implications for prostatic carcinogenesis. Am J Pathol 1999; 155: 1985

5. Putzi MJ, de Marzo AM. Morphologic transitions between proliferative inflammatory atrophy and high-grade intraepithelial neoplasia. Urology 2000; 56: 828

6. Gordon S. Alternative activation of macrophages. Nat Rev Immunol 2002; 3: 23

7. Lin X, Tascilar M, Lee WH, et al. GSTP1 CpG island hypermethylation is responsible for the absence of GSTP1 expression in human prostate cancer cells. Am J Pathol 2001; 159: 1815

8. Nakayama M, Benett CJ, Hicks JL, et al. Hypermethylation of the human glutathione S – transferase gene (GSTP1) CpG island is present in a subset of proliferative inflammatory atrophy lesions but not in normal or hyperplastic epithelium of the prostate: a detailed study using laser-capture microdissection. Am J Pathol 2003; 163: 923

9. Woodson K, Tangrea JA, Lehmann JA, et al. Manganese superoxid dismutase (MnSOD) polymorphism, alpha-tocopherol supplementation and prostate cancer risk in the alpha-tocopherol, beta-carotene prevention study. Cancer Causes Control 2003; 14: 513

10. Chen L, Elahi A, Pow-Sang J, et al. Association between polymorphism of human oxoguanine glycosylase 1 and risk of prostate cancer. J Urol 2003; 170: 2471

11. McCarron SL, Edwards S, Evans PR, et al. Influence of cytokine gene polymorphisms on the development of prostate cancer. Cancer Res 2002; 62: 3369

12. Dennis LK, Dawson DV. Meta-analysis of measures of sexual activity and prostate cancer. Epidemiology 2002; 13: 72

13. Hayes RB, Pottern LM, Strickler H, et al. Sexual behavior, STDs and risks for prostate cancer. Br J Cancer 2000; 82: 718

14. Hisada M, Rabkin CS, Strickler HS, et al. Human papillomavirus antibody and risk of prostate cancer. JAMA 2000; 283: 340

15. Platz EA, De Marzo AM. Epidemiology of inflammation and prostate cancer. J Urol 2004; 171: S36 – S40

16. Latif Z, McMillan DC, Wallace AM, et al. The relationship of circulating insuline like growth factor 1, its binding protein 3, prostate specific antigen and C-reactive protein with disease stage in prostate cancer. BJU Int 2002; 89: 396

17. Shariat SF, Andrews B, Kattan MW, et al. Plasma levels of interleukin-6 and its soluble receptor are associated with prostate cancer progression and metastases. Urology 2001; 58: 1008

18. Nakashima J, Tachibana M, Horiguchi Y, et al. Serum interleukin 6 as a prognostic factor in patients with prostate cancer. Clin Cancer Res 2000; 6: 2702

19. Lucia MS, Torkko KC. Inflammation as a target for prostate cancer chemoprevention: pathological and laboratory rationale. J Urol 2004; 171: S30 – S35

20. Drago JR, Al Mondhiry HA. The effect of prostaglandin modulators on prostate tumor growth and metastasis. Anticancer Res 1984; 4: 391

21. Gupta S, Adami VM, Levin JS, et al. Dietary supplementation of selective COX-2 inhibitor celecoxib suppresses prostate carcinogenesis in TRAMP mice. Proc Am Assoc Cancer Res 2002; 43: 671

22. Ross DS, Bitzer D, Roy T, et al. Piroxicam inhibits the growth of adenocarcinoma isografts in Fisher rats. J Surg Res 1988; 45: 249

23. Steinbach G, Lynch PM, Philipps RK, et al. The effect of celecoxib, a cyclooxygenase-2 inhibitor, in familial adenomatous polyposis. New Engl J Med 2000; 342: 1946

24. Andrews J, Djakiew D, Krygier S, et al. Superior effectiveness of ibuprofen compared with other NSAIDs for reducing the survival of human prostate cancer cells. Cancer Chemother Pharmacol 2002; 50: 277

25. Irani J, Ravery V, Pariente JL, et al. Effect of nonsteroidal anti-inflammatory agents and finasteride on prostate cancer risk. J Urol 2002; 168: 1985

26. Leitzmann MF, Stampfer MJ, Ma J, et al. Aspirin use in relation to risk of prostate cancer. Cancer Epidemiol Biomarkers Prev 2002; 11: 1108

27. Norrish AE, Jackson RT, McRae CU. Non-steroidal anti-inflammatory drugs and prostate cancer progression. Int J Cancer 1998; 77: 511

28. Habel LA, Zhao W, Stanford JL. Daily aspirin use and prostate cancer risk in a large, multiracial cohort in the U.S. Cancer Causes Control 2002; 13: 427

29. Nelson JE, Harris RE. Inverse association of prostate cancer and non-steroidal anti- inflammatory (NSAIDs) drugs: results of a case-control study. Oncol Rep 2000; 7: 169

30. Roberts RO, Jacobson DJ, Girman CJ, et al. A population based study of daily nonsteroidal anti-inflammatory drug use and prostate cancer. Mayo Clin Proc 2002; 77: 219

31. Roberts RO, Jacobson DJ, Lieber MM, et al. Prostate cancer and non-steroidal anti- inflammatory drugs : a protective association. J Urol 2001; 165 (Suppl) : 62

32. Paganini-Hill A, Chao A, Ross RK, et al. Aspirin use and chronic diseases: a cohort study of the elderly. BMJ 1989 ; 299 : 247

33. Langman MJ, Cheng KK, Gilman EA, et al. Effect of anti-inflammatory drugs on overall risk of common cancer: a case-control study in general practice research database. BMJ 2000; 320: 1642

# Aktuelle Studienlage zur Prävention des Prostatakarzinoms

# 8. Aktuelle Studienlage zur Prävention des Prostatakarzinoms

## 8.1. Einleitung

Die Karzinogenese definiert einen Prozess der malignen Transformation gesunder Zellen durch genetische und epigenetische Ereignisse mit Dysregulation physiologischer und kontrollierter Regelkreise der zellulären Differenzierung, Proliferation und Apoptose in invasive maligne Zellen. Die Tatsache, dass der Prozess der malignen Transformation beim Prostatakarzinom (PCA), ähnlich anderer solider Malignome, in mehreren Schritten von prämalignen Vorläuferzellen wie der proliferativen inflammatorischen Atrophie (PIA) über präinvasive Vorstufen wie der prostatischen intraepithelialen Neoplasie (PIN) hin zum lokal invasiven und lokoregionär fortgeschrittenen PCA führt, eröffnet die theoretische Option der therapeutischen Intervention vor Ausbildung des invasiven Phänotyps. Die therapeutische Intervention kann dabei in der Umstellung von individuellen Verhaltensweisen (Diät, Sport) oder in einer Prävention durch Applikation natürlicher oder synthetischer Substanzen bestehen, die zu einer Regression prämaligner Läsionen, Progressionshemmung präinvasiver Stadien und einer signifikanten Wachstumshemmung lokal invasiver PCA führen.

Studien zur klinischen Effektivität verschiedener Substanzen zur Prävention des Prostatakarzinoms unterscheiden sich von den klassischen onkologischen Studien zum einen durch ihre zeitlich lange, in der langsamen Progression der PCA - Vorstufen zum Karzinom begründete Laufzeit. Zum anderen müssen gerade aufgrund des langen natürlichen Krankheitsverlaufes des PCA sogenannte intermediäre Biomarker als Indikatoren eines Behandlungsbeginnes definiert werden, die auf wissenschaftlicher Basis ein erhöhtes Erkrankungsrisiko bezüglich des PCA aufweisen. Diese intermediären Biomarker können histopathologische Parameter wie die high grade PIN, gewebetypische Marker wie die Ki-67 Expression oder serumbasierte Marker wie das PSA darstellen. Die Verwendung dieser intermediären Marker macht ein gut überlegtes prospektiv randomisiertes und placebo-kontrolliertes Studiendesign notwendig, um die teilweise subjektiver Interpretation unterliegenden prä-

und postinterventionellen Veränderungen adäquat und zuverlässig analysieren zu können.

Neben der Auswahl geeigneter Kenngrößen zur Überprüfung des Therapieerfolges nach eingeleiteter Prävention kommt natürlich auch der Definition eines sinnvollen Kollektivs eine besonders wichtige Bedeutung zu. Während die Zielgruppen bei den klassischen onkologischen Studien relativ einfach zu definieren sind, gestaltet sich dies bei den Präventionsstudien zum PCA ungleich schwieriger. Es liegt auf der Hand, dass Männer mit einem hohen Erkrankungsrisiko in derartige Studien integriert werden sollten; Tatsache ist jedoch, dass praktisch alle Männer ein mehr oder weniger hohes Erkrankungsrisiko aufweisen. Ideale Kandidaten für präventive Interventionsstudien stellen somit diejenigen Männer dar, bei denen im Rahmen einer standardgemäß durchgeführten Diagnostik oder Therapie Prostatagewebe gewonnen wird, das entweder zur Definition einer Hochrisikogruppe (z.B. high grade PIN, positive Familienanamnese, PSA Erhöhung trotz negativer Biopsie, aktive Surveillance bei histologisch gesichertem PCA) oder zur Beurteilung des Therapieeffekts (Intervention vor radikaler Prostatektomie) herangezogen werden kann.

Für die genannten Bereiche sind eine Reihe von prospektiv randomisierten klinischen Studien initiiert, die in Tab. 8.1 zusammengestellt sind, um einen umfassenden Überblick zu geben. Die Resultate der jeweiligen Studien werden noch einige Jahre auf sich warten lassen, bis endgültige und wissenschaftliche Empfehlungen ausgesprochen werden können.

## 8.2. High Grade PIN

Die Rationale einer Präventionsstudie für die Patienten mit einer high grade PIN besteht darin, dass sich bei ca. einem Drittel der Männer in Folgebiopsien ein manifestes PCA nachweisen lässt. Das Erkrankungsrisiko ist dabei von der Anzahl der mit einer PIN befallenen Stanzzylinder abhängig: 1-2 positive Stanzen 30 %, 3 positive Stanzen 40 % und > 3 positive Stanzen 75 %.

| Substanz | Studiendesign | Primärer Endpunkt |
|---|---|---|
| Flutamid 4 x 250 mg/die | randomisiert, placebo-kontrolliert | PCA-Inzidenz |
| Selenmethionin, 200 µg/d | randomisiert, placebo-kontrolliert | PCA-Inzidenz |
| Vitamin E, Selen, Soja | randomisiert, placebo-kontrolliert | PCA-Inzidenz |

*Tab. 8.1:* Aktivierte Studien zur high grade PIN.

## 8.3. Positive Familienanamnese

Die Rationale einer Präventionsstudie liegt in der Tatsache begründet, dass das Erkrankungsrisiko um das 4- bis 6-fache erhöht ist, wenn der Vater oder der Bruder des entsprechenden Individuums bereits an einem PCA erkrankt war.

| Substanz | Studiendesign | primärer Endpunkt |
|---|---|---|
| Diflouromethylornitin 4 x 500 mg/die | randomisiert, placebo-kontrolliert | intraprostatische Polyaminspiegel: Spermin, Spermidin, Putrescin |
| Eflornithin | randomisiert, placebo-kontrolliert | PCA-Inzidenz |

*Tab. 8.2:* Aktivierte Studien bei positiver Familienanamnese.

## 8.4. PSA-Erhöhung, negative Biopsie

Die Rationale einer Präventionsstudie liegt in der Tatsache begründet, dass sich bei bis zu 20 % der Patienten ein PCA in den Nachsorgeintervallen oder im Rahmen einer diagnostischen TUR-P entwickelt bzw. nachweisen lässt.

| Substanz | Studiendesign | primärer Endpunkt |
|---|---|---|
| Selen 200 µg vs. 400 µg | randomisiert, placebo-kontrolliert | PCA Inzidenz PSA Velocity |
| Sojaprotein, Isoflavonoide | randomisiert, placebo-kontrolliert | Inzidenz der PIN Ki-67 Index |
| Dutasterid | randomisiert, placebo-kontrolliert | PCA-Inzidenz |

*Tab. 8.3:* Aktivierte Studien bei PSA-Erhöhung ohne PCA-Nachweis.

## 8.5. Aktive Surveillance

Die aktive Surveillance stellt eine sinnvolle und gehäuft wahrgenommene Behandlungsoption bei Patienten mit einem PCA niedrigen Progressionsrisikos (Gleason ≤ 6, PSA < 10 ng/ml, max. 2/6 Stanzen positiv, Alter > 65 Jahre) dar. Die aktive Surveillance erfordert eine Routinebiopsie der Prostata nach 18monatiger Beobachtung, um eine mögliche Progression frühzeitig detektieren zu können. Dieses Patientenkollektiv wäre somit ideal geeignet, um die klinische Effektivität neuer präventiver Interventionen zu untersuchen und den Stellenwert einer molekularen Diagnostik wie den Genomics und Proteomics zu analysieren.

| Substanz | Studiendesign | primärer Endpunkt |
|---|---|---|
| Selenium 200 µg vs 800 µg | randomisiert, placebo-kontrolliert | PSA Velocity |
| Soja-Isoflavon 80 mg | randomisiert, placebo-kontrolliert | PSA, Testosteron, Östradiol |

*Tab. 8.4:* Aktivierte Studien unter aktiver Surveillance bei nachgewiesenem PCA.

## 8.6. Präoperative Interventionen

Patienten mit einem lokalisierten PCA stellen vor Durchführung der radikalen Prostatektomie ein geeignetes Patientenkollektiv zur Untersuchung neuer, möglicherweise für die Prävention geeigneter Wirkstoffe dar. Obwohl die Exposition gegenüber der Medikation nur über 4-6 Wochen besteht, können Aussagen zu intermediären Markern sowie zur intraprostatischen Verteilung und ggfs. zur Anreicherung im Karzinom getroffen werden. Aufgrund der Häufigkeit des Eingriffs werden derzeit eine Vielzahl klinischer Phase II-Studien zu diesen Fragestellungen durchgeführt.

| Substanz | Studiendesign | primärer Endpunkt |
|---|---|---|
| 1α-Hydroxyvitamin D2, 10 mg | randomisierte Studie mit Beobachtungsarm | Kernmorphologie in normaler Prostata, PIN und PCA |
| Bicalutamid 50 mg, DMFO 4 x 500 mg/die | randomisiert, placebokontrolliert | intraprostatische Polyaminspiegel |
| Celecoxib 2 x 400 mg | randomisiert, placebokontrolliert | intraprostatische Prostaglandinspiegel |
| Genistein 2 mg/kg/die | randomisiert mit Beobachtungsarm | zirkulierende PCA Zellen, PSA, Testosteron |
| Genistein 150 mg vs. 300 mg vs. 600 mg | randomisiert, placebokontrolliert | oxidative DNA-Schäden, Proliferationsmarker, Histologie |
| Lycopen/ Isoflavonoide | randomisiert, placebokontrolliert | Proliferationsmarker, PSA, Testo, Östradiol |
| Selenmethionin 200 µg | randomisiert mit Beobachtungsarm | Prostata-Selenspiegel, Apoptosemarker |
| Selenmethionin 200 µg, α-Tocopherol 400 IU | randomisiert, placebokontrolliert | Prostataspiegel, p53, Oxidationsmarker |

*Tab. 8.5:* Aktivierte Studien vor geplanter radikaler Prostatektomie.

# Index

## A

Androgene..................................................................24
Androgenrezeptor .....................................................55
Antiöstrogene ...........................................................58
Antioxidanzien .........................................................20
Antiphlogistika .........................................................67
Aspirin......................................................................68

## C

Calcitriol ..................................................................48
Calcium ....................................................................37
Cetuximab.................................................................60

## D

Daidzein ...................................................................50
Detektionsbias ..........................................................28
Diätetische Prävention .......................................18, 34
   Calcium ...........................................................37
   Fettsäuren, mehrfach ungesättigte .................35
   Milchprodukte ...............................................37
   Nahrungsfette .................................................35
   Sojaprodukte ..................................................50
   Vitamin D........................................................37
Dihydrotestosteron....................................................24
Dutasterid .................................................................19

## E

EGFR/erbB1-4 ..........................................................59
Epidermal Growth Factor Receptor (EGFR) .........59
Equol ........................................................................50
Ernährungsgewohnheiten ........................................34

## F

Fettsäuren
   Gesättigte........................................................35
   Mehrfach ungesättigte ...................................35
Finasterid ...................................................15, 19, 25
   Nebenwirkungen ............................................26
   Präventive Wirkung........................................26
   Prostatabiopsie...............................................26
   Volumeneffekt ................................................29
   Wirkmechanismus..........................................26
Flavonoide ................................................................50
Freie Radikale ...........................................................42
   Und Ernährung...............................................43

## G

Genistein ..................................................................50
Glutathion-S-Transferase ..........................................65

## H

High Grade PIN.............................................15, 64, 72
Hormonelle Prävention ......................................18, 24
   Dutasterid.......................................................29
   Finasterid........................................................25
3β-Hydroxysteroid Dehydrogenase ..........................56

## I

Ibuprofen .................................................................68

## Isoflavonoide ....................................................................50

## K

Karotinoide..................................................20, 43, 44
Karzinogenese...........................................................72
   Chronische Entzündung .................................64
   Freie Radikale.................................................42
   Nahrungsbestandteile .....................................35
   Rolle der Androgene .......................................24

## L

Ligane .......................................................................50
Lycopene .....................................................18, 43, 44

## M

Milchprodukte......................................................36, 37
Molekulare Ansatzpunkte......................................20, 54
   3β-Hydroxysteroid Dehydrogenase.................56
   5α-Reduktase..................................................56
   Androgenrezeptor...........................................55
   Antiöstrogene.................................................58
   Epidermal Growth Factor Receptor (EGFR) ....59
   Molekulare Epidemiologie ..............................54
   mTOR Signaltransduktionskaskade .................56
   Selektive Östrogenrezeptormodulatoren (SREM).............58
mTOR Signaltransduktionskaskade ..........................56

## N

Nahrungsergänzungsmittel........................................46
Nahrungsfette ...........................................................34
Nichtsteroidale Antirheumatika ................................67

## O

Östrogenrezeptormodulatoren, selektive (SREM) .................58

## P

PCPT-Studie .................................................15, 19, 25
Pflanzenstoffe, sekundäre .........................................43
Phosphoinositol-3 Kinase/Akt...................................57
Phytoöstrogene .............................................19, 44, 50
PIA............................................................................64
Polyphenole ..............................................................43
Präoperative Interventionen .....................................74
Prävention
   Aktuelle Studienlage ......................................72
   Anti-infektiöse Ansatzpunkte .........................19
   Anti-inflammatorische Ansatzpunkte ........19, 67
   Antioxidanzien...........................................20, 42
   Auswirkungen auf die Inzidenz.......................15
   Diätetische Ansatzpunkte............................18, 34
   Freie Radikale.................................................42
   Genetische Ansatzpunkte ...............................20
   Hormonelle Ansatzpunkte ..............................18
   In Risikogruppen ............................................21
   Molekulare Ansatzpunkte ...........................20, 54
   Rationale .........................................................18
   Spurenelemente ..............................................42
   Vitamine .........................................................42
Proliferative inflammatorische Atrophie .............19, 64

Prostataentzündung, chronische .................................................64
      Karzinomrisiko ...................................................................66
      Molekulare Marker ..............................................................65
Prostataentzündung, unspezifische ..........................................64
Prostatakarzinom
      Antiandrogene Therapie ......................................................13
      Chemotherapie ...................................................................14
      Epidemiologie .....................................................................12
      Molekulare Epidemiologie ...................................................54
      Präoperative Interventionen ................................................74
      Risikofaktoren .....................................................................24
      Risikogruppen ....................................................................21
      Rolle der Androgene ...........................................................24
      Sozioökonomische Bedeutung ............................................12
      Therapiekosten ...................................................................13
Prostatektomie, radikale ...........................................................13
Prostatische intraepitheliale Neoplasie (PIN) ...................15, 18
Prostatitis ...........................................................................19, 64
      Asymptomatische ..............................................................66
PSA .........................................................................................73
PSA-Screening .........................................................................13

R

Rapamycin ..............................................................................57
REDUCE-Studie ................................................................19, 29
5α-Reduktase ...............................................................24, 25, 56
Retinoide .................................................................................18

S

Selen ...............................................................................20, 44, 45
Signaltransduktion ...................................................................56
Sojaprodukte............................................................................50
Spurenelemente .......................................................................42
Stress, oxidativer................................................................20, 42
Studienlage, aktuelle.................................................................72
Surveillance, aktive ..................................................................73

T

Tamoxifen ...............................................................................59
Testosteron .......................................................................24, 54
Toremifen .......................................................................19, 59
Trastuzumab............................................................................60
Tumor Nekrose Faktor α ..........................................................67
Tumordetektion ................................................................26, 28
Tumorinduktion................................................................26, 27

V

Vitamin A.................................................................................44
Vitamin D ..................................................................37, 44, 48
Vitamin D Rezeptor .................................................................20
Vitamin E ....................................................................20, 44, 48
Vitamine..................................................................................42

W

Wachstumsfaktoren .................................................................57

Z

ZD1839....................................................................................60

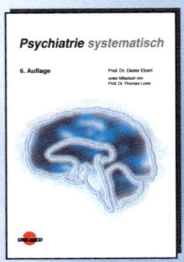
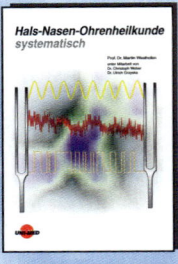
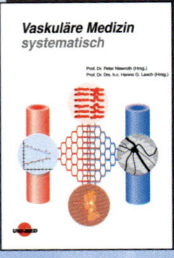
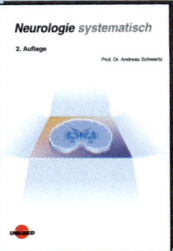
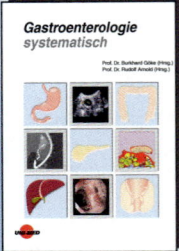
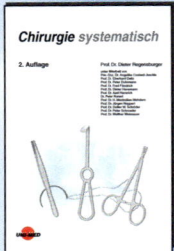
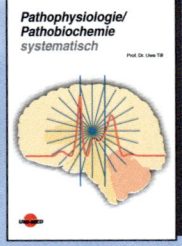
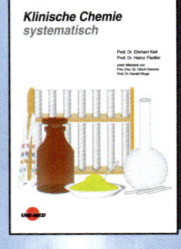
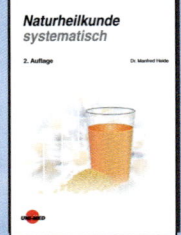
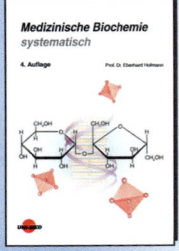
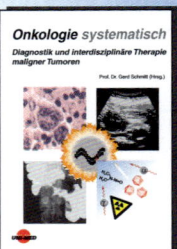
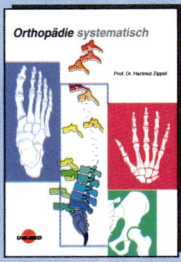
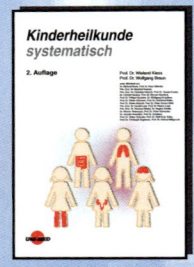
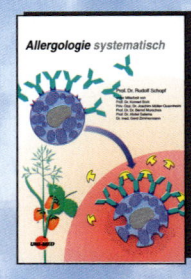
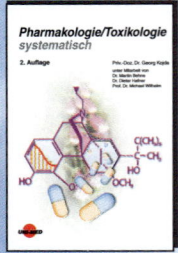
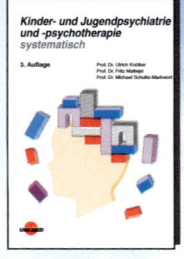
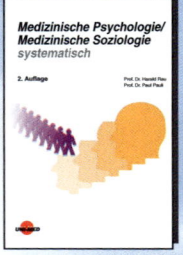
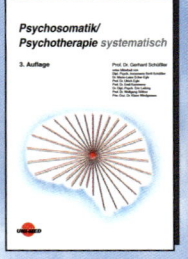
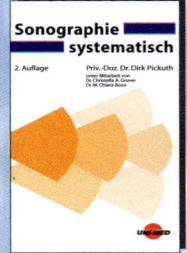
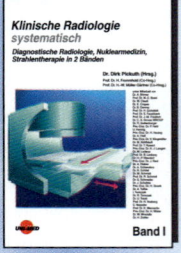
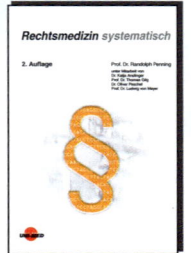
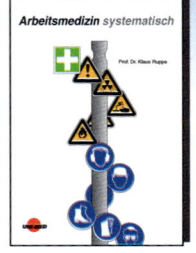
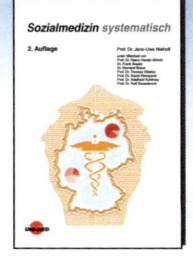
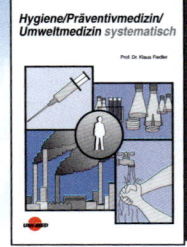
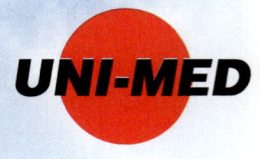

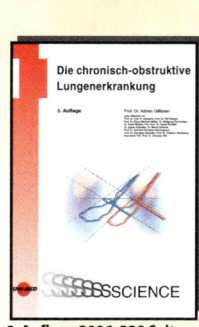
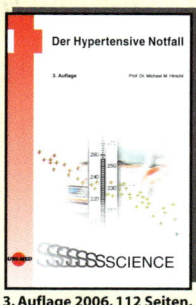
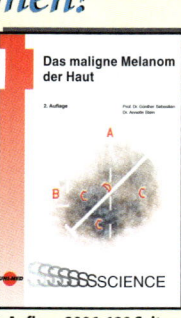
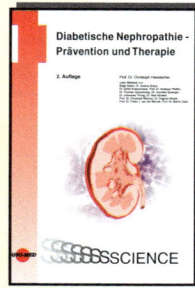
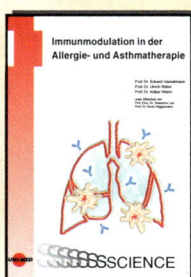
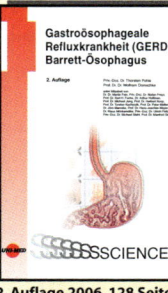
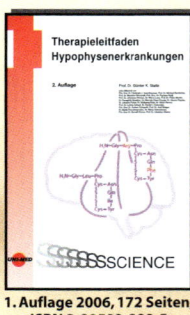
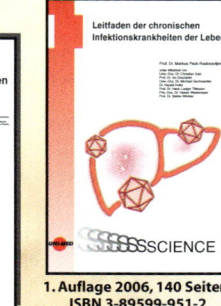
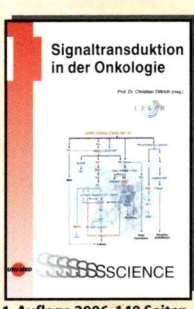
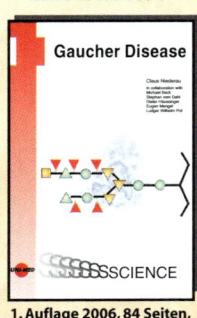
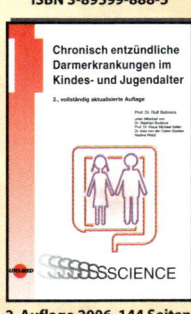
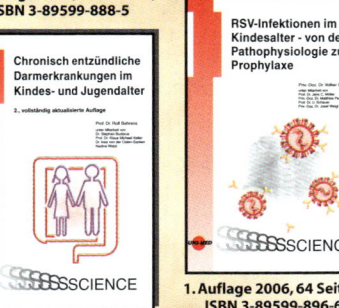
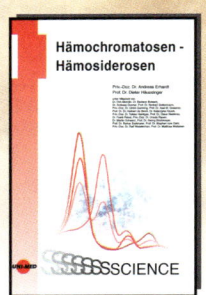
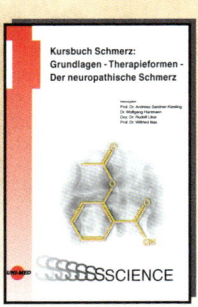
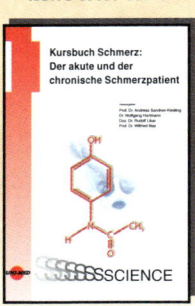
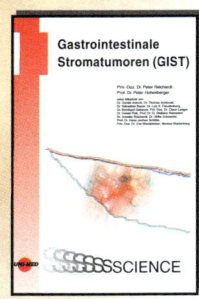

# Fachliteratur über Urologie und Nephrologie von UNI-MED...

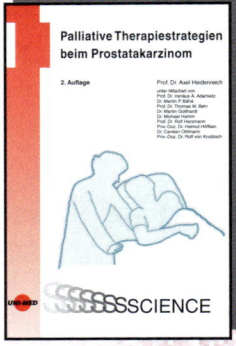

Palliative Therapiestrategien beim Prostatakarzinom

**2. Aufl. 2006, 128 S.,
ISBN 3-89599-972-5**

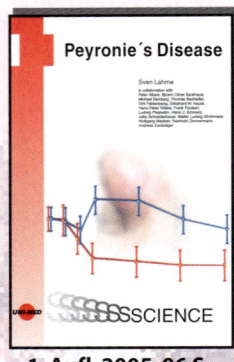

Peyronie´s Disease

**1. Aufl. 2005, 96 S.,
ISBN 3-89599-743-9**

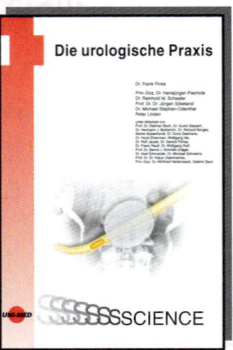

Die urologische Praxis

**1. Aufl. 2004, 304 S.,
ISBN 3-89599-728-5**

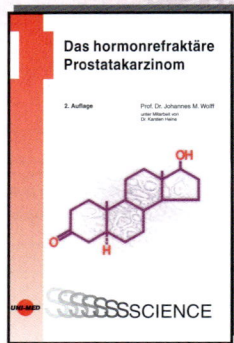

Das hormonrefraktäre Prostatakarzinom

**2. Aufl. 2005, 140 S.,
ISBN 3-89599-830-3**

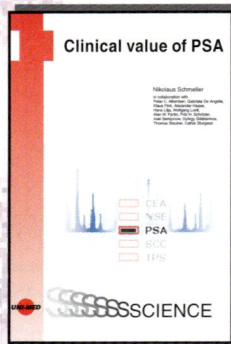

Clinical value of PSA

**1. Aufl. 2005, 124 S.,
ISBN 3-89599-889-3**

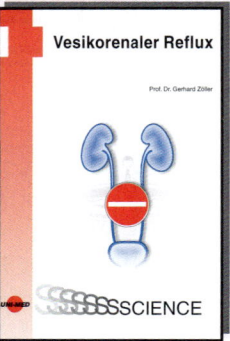

Vesikorenaler Reflux

**1. Aufl. 2005, 72 S.,
ISBN 3-89599-831-1**

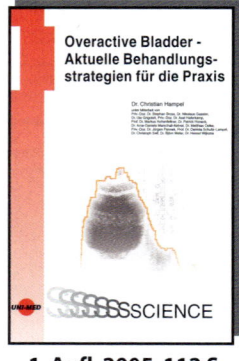

Overactive Bladder - Aktuelle Behandlungsstrategien für die Praxis

**1. Aufl. 2005, 112 S.,
ISBN 3-89599-901-6**

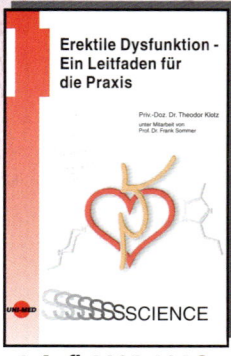

Erektile Dysfunktion - Ein Leitfaden für die Praxis

**1. Aufl. 2005, 104 S.,
ISBN 3-89599-903-2**

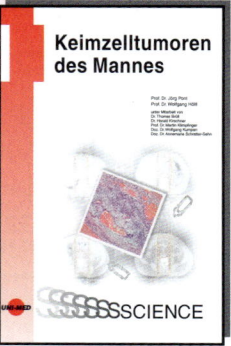

Keimzelltumoren des Mannes

**1. Aufl. 2004, 108 S.,
ISBN 3-89599-766-8**

# ...ständig im Fluß!

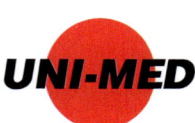

UNI-MED Verlag AG • Kurfürstenallee 130 • D-28211 Bremen
Telefon: 0421/2041-300 • Telefax: 0421/2041-444
e-mail: info@uni-med.de • Internet: http://www.uni-med.de